JN040690

医事コンピュータ技能検定テキスト

医療事務

〔第2版〕

医療秘書教育全国協議会　編

長面川さより・丹野清美・齋藤麻衣子　共著

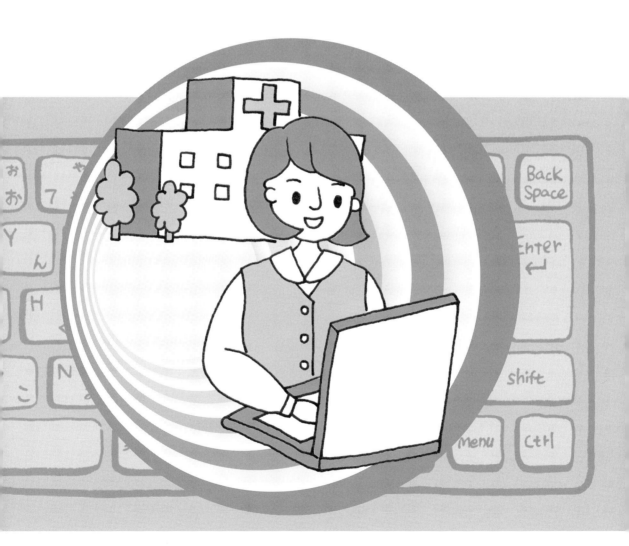

建帛社
KENPAKUSHA

はじめに

　近年，わが国の医療の世界は大きく変化しています。医学の進歩もさることながら，医療・介護保険制度の改定，医療情報の電子化，DPC/PDPS による包括評価制度の導入，医師事務作業補助者の誕生など，医療をサポートする事務部門が果たす役割・機能が多様化し，事務職に対する期待・要望はこれまで以上に大きくなっています。とりわけ，医療情報システムの構築や電子カルテへの移行をはじめとする情報化・電子化の進展は顕著です。

　本書は「医事コンピュータ技能検定試験」の「領域Ⅰ医療事務」の出題傾向を踏まえ，医療事務職の職能に必要な知識のポイントを第Ⅰ部・第Ⅱ部に分け，わかりやすく簡潔に解説しました。

　第Ⅰ部では，わが国の医療制度の根幹をなす医療保険制度の仕組みと医療保障制度（後期高齢者医療制度，公費負担医療制度）の概要ならびに DPC/PDPS の運用の概要を解説しました。

　第Ⅱ部では，医療事務職の中心的業務である「診療報酬請求」について，体系別に算定の要点を示しました。要点の選定に当たっては過去の出題傾向を精査し，受験前にチェックしていただけるよう［check］という見出しを立てて整理しました。

　2 年ごとに改定される『診療報酬点数表』は，項目も多岐にわたり，記述も難解であり，正しく読み解くためには用語法ほかいくつかの約束事も理解しておかなければなりません。

　本書では，ポイントをできる限り表の形式にまとめ，初めて学ばれる読者にも理解しやすいような工夫を行いました。また『診療報酬点数表』を参照する際の便を考慮し，各［check］には根拠となる「通則」「通知」等を明記しました。点数表を参照する際のガイドブックとしても使っていただければ幸いです。

　医療制度の基本的な体系を理解し，診療報酬請求の留意点や押さえるべきポイントを頭に入れておけば，「医事コンピュータ技能検定試験」への対処はもとより医療現場での実践業務への対応も十分可能であると考えています。

　前述のように，医療機関の経営の健全化・合理化，多様化するニーズにおいて医療事務職に対する期待・要望はますます大きくなっています。本書で学ばれた読者が「医事コンピュータ技能検定試験」に合格され，医療現場での活躍を通して，わが国のよりよい医療の実現に貢献されることを願っています。

2012 年 4 月

著者を代表して　長面川さより

本書は 2014 年（平成 26 年）4 月 1 日現在の診療報酬改定についての厚生労働省告示・通知等により記述しています。

目　次

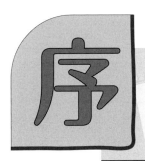

医事コンピュータ技能検定試験「領域Ⅰ医療事務」受験へ向けて

―審査基準ならびに診療報酬に係る各級出題水準・傾向―

本書で扱うのは，「医事コンピュータ技能検定試験」3級・2級・準1級の「領域Ⅰ医療事務」に係る内容である。検定受験へ向け，審査基準に示された内容を簡潔明瞭に解説した。

表1に各級の審査基準（程度と内容）を示し，表2に医科診療報酬点数表に係る各級の出題水準と出題傾向を示した。

表1 医事コンピュータ技能検定試験「領域Ⅰ医療事務」各級の程度と内容

	程 度	内 容
3級	医療事務及び医事コンピュータについての基礎的な知識を有し，カルテ及び診療伝票を基に医事コンピュータを用いて正しいレセプトを作成することができる	(1)医療保険制度の概要及び診療報酬制度のシステムについて知識がある (2)被保険者証その他の受診資格証の種別・患者負担金等を理解している (3)診療報酬点数表の各部の通則・告示・通達の基本的な知識がある (4)外来診療(在宅医療を含む)に係る点数算定についての正しい知識がある (5)「厚生労働大臣が定める基準等について」に関する基本的な知識がある (6)「診療報酬請求書・明細書の記載要領について」の外来診療に関する項目の記載を理解している
2級	医療事務及び医事コンピュータについての一般的な知識を有し，カルテ及び診療伝票を基に医事コンピュータを用いて正しいレセプトを速やかに作成することができる	(1)社会保険各法及び公費負担各法等の内容について相当の知識がある (2)診療報酬点数表の各部の通則・告示・通達の相当な知識がある (3)複雑な外来診療に係る点数算定についての正しい知識がある (4)入院診療に係る点数算定についての正しい知識がある (5)「厚生労働大臣が定める基準等について」に関する相当な知識がある (6)「診療報酬請求書・明細書の記載要領について」の多岐の項目についての記載を理解している
準1級	医療事務及び医事コンピュータについての専門的な知識を有し，やや複雑多岐な医事業務を遂行することができる。	(1)社会保険各法及び公費負担各法等の内容について実務上の幅広い知識がある (2)診療報酬点数表の各部の通則・告示・通達の深い知識がある (3)広い範囲の医療行為が行われている症例の複雑な点数算定について正しい知識がある (4)「厚生労働大臣が定める基準等について」に関する深い知識がある (5)「診療報酬請求書・明細書の記載要領について」の請求書及び明細書の細部まで理解し，レセプト記載やシステムの誤りを指摘することができる (6)審査機関に関する知識を有し，返戻・減点レセプトに関する正しい対応ができる (7)診断群分類別包括支払制度(DPC/PDPS)についての基本的な知識がある

＊合格基準（全級共通）

配点は，領域Ⅰ医療事務…60点，領域Ⅱコンピュータ関連知識…60点，領域Ⅲ…実技（オペレーション）…60点で180点満点とする。
領域Ⅰ・Ⅱ・Ⅲともに60％以上正解のとき合格となる。

表2　医事コンピュータ技能検定試験　［領域Ⅰ 医療事務］　各級の出題水準と出題傾向（3級～準1級）：平成26年度6月試験分まで

	算定区分	出題傾向	3級	2級	準1級
11 初診料	①初・再診料の通則や原則	・自費診療から保険診療に切り替わった際の留意点、対診、労災保険と医療保険について ほか	○		
12 再診料	②初診料・再診料の通知及び加算	・同一傷病の再診、外来管理加算、時間外等加算、夜間・早朝等加算、明細書発行体制等加算、2か所診療所開設の場合の初診料算定 ほか		○	
	③再診料と外来診療料の違い	・電話再診の可否			○
13 医学管理等	①医学管理の原則	・併算定の可否	○		○
	②算定日数（算定間隔）、算定点数の限度のあるもの	・特定疾患治療管理料、薬剤管理指導料、傷病手当金意見書交付料、療養費同意書交付料 ほか	○	○	○
	③対象疾患（対象薬剤）及び患者の状態に応じた算定	・特定疾患治療管理料、悪性腫瘍特異物質治療管理料、外来栄養食事指導料 ほか	○		○
	④傷病料や指導する医師の有無、患者への文書説明の有無、算定要件に関する項目	・小児科療養指導料、薬剤情報提供料		○	
	⑤指導する医師とコメディカルに関する項目	・薬剤管理指導料、医療機器安全管理料、外来緩和ケア管理料 ほか			○
	⑥医学管理に包括される点数や項目がある場合の算定	・薬学管理指導料	○		
14 在宅医療	①併算定の可否、算定回数・算定日数に限度のあるもの	・在宅患者訪問薬剤管理指導料、在宅患者訪問リハビリテーション指導管理料、在宅自己注射指導管理料、在宅患者訪問点滴注射管理指導料 ほか	○		
	②往診料と訪問診療料の違い、それぞれで算定できるものとできないか、いもの	・診療時間・算定日数等		○	
		・対象疾患、患者の状態			
		・在宅自己注射指導管理料、在宅酸素療法指導管理料、各材料加算 ほか			
20 投薬（80 処方せん料含む）	①外来・入院、診療所・病院で算定できるもの	・調剤料、調剤技術基本料			
	②届出において算定できるもの	・抗悪性腫瘍剤処方管理加算			
	③処方せん料算定加算	・同一診療日の院内投薬と処方せん・複数診療科の異なる医師の処方、注射器、注射針の投与 ほか			○
	④特定疾患処方管理加算	・処方日数と投薬内容による点数の違い			
30 注射	①注射の通則	・加算、併算定の可否			
	②外来・入院で算定できる点数・加算の違い	・外来化学療法加算			
	③届出において算定できるもの				
	④算定回数（1日につき、1回につき）				
	⑤注射料の通則、準ずる点数（当日に関連して行う処置は算定不可）との関連				
40 処置	①手術の通則	・留置カテーテル設置			
	②外来・入院、診療所・病院で算定できる点数や加算の違い	・時刻の加算、年齢の加算			
	④算定回数（1日につき、1回につき）、算定日数の限度	・人工腎臓における障害者加算、高気圧酸素治療、血漿交換療法、頸部郭清術加算			
	⑤各項目の加算要件、患者の状態	・同一処置不可なもの・衛生材料の算定不可			
	⑥各項目の対象疾患、患者の状態	・所定点数に含まれる保険医療材料、時間外等加算、年齢加算、薬剤料等			
		・同一手術、同一手術又は			○
50 手術麻酔	①手術の通則、加算	・感染症加算、リンパ節郭部清、頸部郭清部加算、対象器官 ほか	○		
	②手術に関し算定できる大きさ（長さ）、人体の部位（露出部・露出部以外、輸血における算定要件 ほか	・創傷処理、皮膚切開術、内視鏡的結腸ポリープ・粘膜切除術 ほか		○	
	③各手術、輸血における算定要件	・適応疾患、患者の状態・手術前後の包括算定 ほか			○
	④各麻酔における算定要件	・麻酔料と計算方法・麻酔管理料 ほか			○
	⑤手術医療機器等加算の設定手術、算定個数	・自動縫合器加算、創外固定器加算、脊髄誘発電位測定等加算 ほか			○
	⑥施設基準の要件、院内掲示の要件	・標準欠損用創傷被覆材 ほか			○
	⑦特定保険医療材料料の算定要件	・皮膚欠損用創傷被覆材 ほか			○

分類	項目	内容				
60 検査・病理診断	①検査の通則（加算、併算定の可否）	・時間外緊急院内検査加算、外来迅速検体検査加算、対象器官の算定、外来迅速検査加算、内視鏡検査 ほか	○	○	○	○
	②診断穿刺料、採取料	・「1日につき」で算定する項目	○	○	○	○
	③同一月に同検査を2回実施した際に逓減がある生体検査、病理診断の各検査判断料の算定				○	
	④各検査、生体検査における対象疾患				○	○
	⑤各検査管理加算の施設基準	・腫瘍マーカー ほか			○	○
	⑥検査各項目の併算定の可否（算定間隔）、算定回数	・人員配置				○
	⑦検査、病理診断の各項目の併算定の可否、算定要件					○
	⑧検査、病理診断の併算定の算定	・超音波検査 ほか				○
	⑨他院からの持参物の算定					○
	⑩外来・入院で算定できる点数や加算の違い					○
	⑪検査における略語、レセプト摘要欄の記載					○
70 画像診断	①画像診断の通則	・時間外緊急院内画像診断加算、電子画像管理加算、対象部位の撮影 ほか		○	○	○
	②透視診断の考え方					
	③エックス線診断料、核医学診断料、コンピュータ断層撮影診断料の算定要件			○		
	④基本エックス線診断料における略語					○
	⑤画像診断における算定要件					○
80 リハビリテーション	①各項目の算定単位、算定回数	・疾患別リハビリテーション、難病患者リハビリテーション、摂食機能療法 ほか	○	○	○	○
	②施設基準の要件	・疾患別リハビリテーション、難病患者リハビリテーション、障害児（者）リハビリテーション ほか			○	○
80 精神科専門療法	①各項目の対象疾患、算定日数	・通院・在宅精神療法、心身医学療法 ほか				○
	②診断に要した時間					
	③併算定の可否	・心身医学療法、通院・在宅精神療法				○
	④各項目の対象疾患（薬剤）・療法、併算定の可否	・持続性抗精神病注射薬剤治療管理料				○
	⑤算定回数（1日につき、1回につき）、算定限度	・精神科退院指導料 ほか				○
	⑥施設基準の要件	・医療保護入院等診療料、重度認知症患者デイ・ケア料 ほか				○
80 放射線治療	①各項目の算定要件	・照射方法、対象疾病、部位、算定回数、部位、算定回数（1日につき、1回につき）、算定限度 ほか			○	○
90 入院	①入院料の通則	・外泊、入院期間の計算、入院期間中の確認、病棟移動時の入院料 ほか				○
	②入院基本料、特定入院料の算定要件	・救命救急料、短期滞在手術基本料 ほか				○
	③各入院基本料等加算の算定要件	・算定回数（1日につき、1回につき）、算定限度、患者の状態 ほか				○
	④各項目が包括される入院料	・特定入院料、短期滞在手術基本料 ほか				○
	⑤施設基準の要件	・人員配置				○
DPC/PDPS	①DPCにおいて包括される項目、出来高で算定する項目	・対象病院の基準を満たす病院の案内、機能評価係数、診断群分類 ほか				○
	②DPC算定病床の留意事項					
	③DPC算定病床の算定要件					
97 食事	特別食加算の対象疾患、治療食の内容、入院時食事療養費・入院時生活療養費	・同一月における保険変更、医学管理等及び検査項目における算定日等の記載 ほか		○	○	○
その他	①算定解釈と、明細書の記載要領に則って記載が必要な項目	・医療保険の法別番号と制度の略称 ほか		○		○
	②医療保険制度の概要	・対象疾患と公費負担について、取扱機関について ほか				○
	③公費負担医療制度の概要					
	④療養担当規則の概要	・帳簿及び診療録に関する保管期間、処方せんの使用期間、自費と保険診療の診療録 ほか				○
	⑤評価療養と選定療養の概要（保険外併用療養費）	・課税及び非課税について ほか		○		○
	⑥介護保険	・医療保険と介護保険における給付調整、介護給付の支援・サービス		○		○

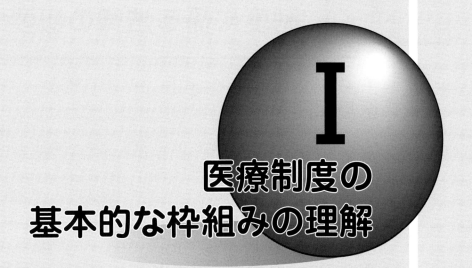

I

医療制度の
基本的な枠組みの理解

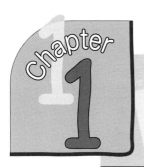

Chapter 1

医療保険制度と医療保険制度に係る法律の概要

1 医療保険制度

　わが国には，社会保障という制度（疾病，障害，老齢，失業等により，一定限度の生活ができず，救済が必要な国民を保障するための制度）があり，その制度の中の医療に関するものが医療保障制度である。その医療保障制度の中の中心的な制度を医療保険制度という。1961年に国民皆保険が実現し，国民すべてがいずれかの医療保険に加入することが義務づけられている。

（1）医療保険の仕組み

　医療保険とは，万一の疾病，負傷に備え，保険料を納付し，加入者が実際に疾病や負傷をした場合の医療費を一定の割合で負担するものである。

　医療保険の仕組みの流れ（図1－1①〜⑦）の詳細は，以下のとおりである。

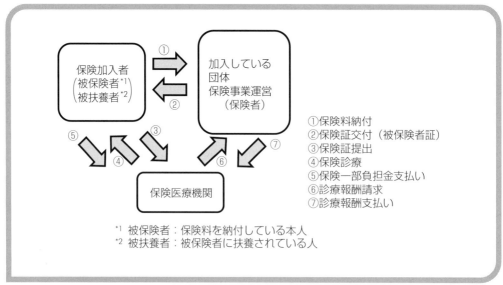

図1－1　医療保険の仕組み

① **保険料納付** 　被保険者が，保険者に掛け金（保険料）を積み立てておく。

② **保険証交付（被保険者証）** 　被保険者には，保険者から掛け金（保険料）を積み立てている（保険に加入している）ことを証明する保険証（被保険者証）が交付される。

③ **保険証提出** 　被保険者・被扶養者は，保険診療を受けるとき，保険医療機関の窓口で被保険者証を提出する。保険医療機関は，保険証で被保険者・被扶養者が保険に加入していることを確認する。

④ **保険診療** 　被保険者・被扶養者は，保険医療機関で保険証が確認されたことで，保険診療を受けることができる。

⑤ **保険一部負担金支払い** 　保険診療における医療費は，保険医療機関の窓口で一部が被保険者・被扶養者に請求される。この一部の割合は，保険の種類〔３　患者一部負担金（自己負担金）と高額療養費制度参照〕や年齢によって違う。

⑥ **診療報酬請求** 　保険一部負担金（⑤）を除いた保険診療における医療費は，保険医療機関が被保険者・被扶養者が加入する保険者に診療報酬として請求する。実際には，代行機関（図1－2）に請求する。代行機関は審査を行い，保険者に請求する（保険の種類は，（2）医療保険の種類で解説する）。

⑦ **診療報酬支払い** 　請求（⑥）された費用の支払いが，保険者から保険診療機関に行われる。実際には，代行機関（図1－2）から支払われる。

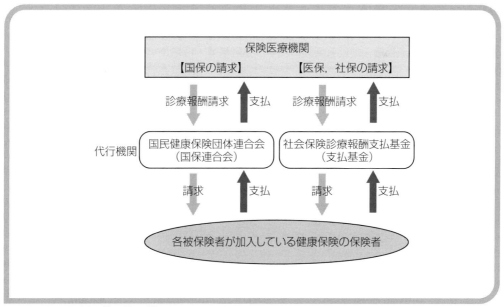

図1－2　診療報酬の代行機関

（2）医療保険の種類

　　医療保険は大きく「国民健康保険」（国保）と「被用者保険」（医療保険；医保／社会保険：社保）とに分けられる。

　　国保は地域保険とも呼ばれ，勤務先をもたない自営業の人などを対象とする保険で，国民健康保険，国保組合保険，退職者保険からなる。一方，医保，社保からなる被用者保険は職域保険とも呼ばれ，会社などに勤める人などを対象としている。全国健康保険協会管掌健康保険，船員保険，組合管掌健康保険等，8種類ある。

　　以下の図1－3及び表1－1に詳細を示す。

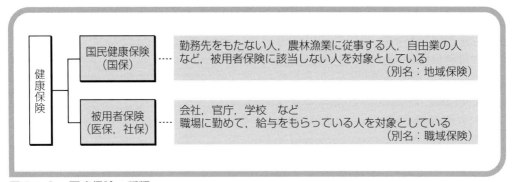

図1－3　医療保険の種類

表1－1　国民健康保険・被用者保険の種類・法別番号・根拠法・保険者

	制　度	法別番号	根拠法	保険者
国民健康保険 （国保）	国民健康保険	6桁の保険者番号	国民健康保険法	市町村（特別区）
	国保組合保険	6桁の保険者番号	国民健康保険法	国民健康保険組合
	退職者保険 *	67	国民健康保険法	市町村（特定保険組合など）
被用者保険 （医保，社保）	協会管掌健康保険	01	健康保険法	全国健康保険協会
	船員保険	02	船員保険法	全国健康保険協会
	法第3条第2項被保険者の特例：日雇	03, 04	健康保険法	全国健康保険協会
	組合管掌健康保険	06	健康保険法	各健康保険組合
	自衛官	07	防衛省職員給与法	各駐屯部隊等
	各種共済組合	31～34	共済組合法	各共済組合
	特定健康保険組合	63	健康保険法	各特定健康保険組合
	特例退職	72～75	健康保険法	各特定共済組合

* 2014（平成26）年度まで経過措置として存続（65歳未満退職者）

（3）医療保険給付

1）現物給付と現金給付

　医療保険給付は大きく2つに分かれる。必要な医療の給付である「現物給付」と「現金給付」である（図1-4）。

　現物給付には，療養の給付，訪問看護療養費，入院時食事療養費・入院時生活療養費，保険外併用療養費，高額療養費・高額介護合算療養費等がある（表1-2）。現金給付には，療養費，出産育児一時金，出産手当金，傷病手当金，移送費，埋葬費がある（表1-3）。

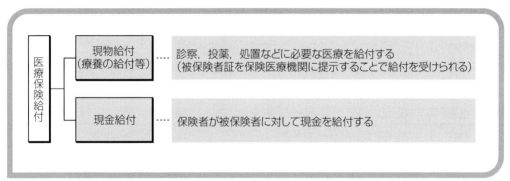

図1-4　医療保険給付の種類

表1-2　現物給付の種類

現物給付種類	給付内容
療養の給付	・診察・投薬・処置・手術その他の治療 ・居宅における療養上の管理，その療養に伴う世話，その他の看護 ・病院又は診療所への入院及びその療養に伴う世話，その他の看護
訪問看護療養費	・在宅で継続して療養を続ける状態にある被保険者・被扶養者に対して，医師が療養上の世話や診療上の補助を必要と認めた場合に訪問看護ステーションから受けた基本利用料
入院時食事療養費	・入院時に食事の提供をすることを「入院時食事療養費」といい，入院時食事療養の基準額から患者が支払う額（標準負担額）を除いた部分を給付[1]
入院時生活療養費	・療養病床に入院する65歳以上の患者に療養提供・食事提供することを「入院時生活療養費」といい，入院時生活療養費の基準額から患者が支払う額（標準負担額）を除いた部分を給付[1]
保険外併用療養費	・「評価療養」又は「選定療養」を受けた場合に，療養の基礎的な医療部分を現物給付[2]
高額療養費	・保険診療の自己負担額が1月の自己負担限度額を超えた場合，超過分を給付[1]
高額介護合算療養費	・高額療養費の対象世帯に介護保険受給者がいる場合，年間の医療と介護の自己負担額が1年間の自己負担限度額を超えた場合に，超過分を給付[1]

[1] 「3　患者一部負担金（自己負担金）と高額療養費制度」を参照
[2] 「（4）保険外併用療養費」を参照

表1-3　現金給付の種類

現金給付種類	給付内容
療養費	• やむを得ない事情で被保険者証の提示ができなかった場合 • やむを得ない事情で非保険医療機関にかかった場合 • 医師の同意を得て，マッサージ師，はり師，きゅう師の施行を受けた場合 • コルセット治療用装具の代金など
出産育児一時金	• 被保険者及び被扶養者である配偶者が出産したときに，政令で定めた額を支給
出産手当金	• 被保険者（任意継続被保険者を除く）が出産のため労務に服すことができなかった場合，所得補償の意味で支給 • 休業した日1日につき，標準報酬日額の3分の2に相当する額を支給
傷病手当金*	• 疾病，負傷などにより労務不能となることにより発生する生活の不安に対し，休業4日目から1日につき標準報酬日額の3分の2相当額を支給
移送費	• 療養の給付を受けるため，病院又は診療所に移送された場合，保険者がその必要性を認めた際に，保険者が認めた額を超えた部分を給付
埋葬料（費）	• 被保険者又は被保険者であった者が死亡したとき，その人により生計を維持していた人の中で埋葬を行った人，又は埋葬を行おうとする人に対して5万円支給

＊傷病手当金については，以下の2つに分かれる。

	協会管掌・船員保険・組合管掌	日雇特例被保険者
支給額	1日につき標準報酬日額　×2/3	1日につき最大月間標準賃金　日額総額×1/45
支給期間	1年6か月（船員保険は3年）	6か月（特定1年6か月）

2）保険診療の範囲

　　厚生労働大臣の定める診療報酬点数表に定められている医療行為（詳細は後述）に限られ，それ以外の医療行為については保険給付は行われない。又，次の場合の保険給付は認められない。

　　① 健康診断や人間ドック等検査

　　② 二重瞼や豊胸などの美容整形を目的とした診療

　　③ 予防接種

　　④ 正常の妊娠・出産

　　⑤ 故意の事故（自損行為など），闘争，泥酔，著しい不行跡による事故

　　⑥ 自動車事故，業務上の傷病（通勤災害なども）

　　⑥については自動車損害賠償補償法，労働者災害補償保険法，国家・地方公務員災害補償法の適用となり，通常は健康保険の取り扱いではない（第三者行為による手続きや，船員保険等一部除くものもある）。

（4）保険外併用療養費

　　医療保険の適用外の診療を受けると，すべてが全額自己負担となる。ただし，「評価療養」「選定療養」に定められた療養を受けた場合には，療養の基礎的な医療部分にお

いて，保険外併用療養費として医療保険において給付が受けられる。患者負担は，基礎的医療の一部負担分と保険外診療分となる。

1）評 価 療 養

保険外併用療養費，患者一部負担金，保険外負担金はすべて非課税である。以下のものが評価療養とされる。

- 別に厚生労働大臣が定める先進医療
- 薬剤の治験に係る診療
- 医療機器の治験に係る診療
- 薬価基準収載前の承認医薬品の投与
- 保険適用前の承認医療機器の使用
- 薬価基準に収載されている医薬品の適応外使用
- 保険適用されている医療機器の適用外使用

2）選 定 療 養

保険外併用療養費と患者一部負担金は非課税，保険外負担金は課税である。以下のものが選定療養とされる。

- 特別の療養環境の提供
- 予約診療
- 患者の自己都合による時間外診療
- 200 床以上の病院における紹介状を持たない患者の初診
- 200 床以上の病院において他院へ紹介した患者が引き続き治療を希望する場合の再診
- 診療報酬上制限がある診療行為について回数を超えて行う場合
- 180 日を超える入院
- 前歯部の材料差額
- 金属床総義歯
- 小児う蝕治療後の継続管理（13 歳未満）

図1−5に評価療養と選定療養の内訳を示す。

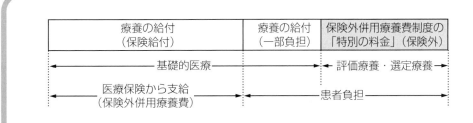

図1−5　保険外併用療養費の仕組み

❷ 後期高齢者医療制度の概要

> **高齢者の医療の確保に関する法律（第1条）**
>
> 　この法律は，国民の高齢期における適切な医療の確保を図るため，医療費の適正化を推進するための計画の作成及び保険者による健康診査等の実施に関する措置を講ずるとともに，高齢者の医療について，国民の共同連帯の理念等に基づき，前期高齢者に係る保険者間の費用負担の調整，後期高齢者に対する適切な医療の給付等を行うために必要な制度を設け，もつて国民保健の向上及び高齢者の福祉の増進を図ることを目的とする。

　75歳以上の国民が原則加入する独立した保険制度となる。したがって，75歳以上の国民は，現在加入している国保や被用者保険から脱退し，新たに後期高齢者医療制度に加入することになり，加入者一人ひとりに保険料支払いの義務が発生する。

　概要としては，後期高齢者広域連合が運営主体となり，公費及び保険料などを財源とし，後期高齢者の疾病・負傷についての保険診療を行うものである。対象者は，75歳以上の人及び65歳以上で一定以上の障害がある人である。又，一部負担金は，1割及び3割負担がある。

　詳細については，以下の表1-4〜7に示した。

表1-4　後期高齢者医療制度の概要

運営主体	後期高齢者広域連合
財　源	公費（国・都道府県・市区町村） 国保，被用者保険からの拠出金 後期高齢者の保険料
給　付	後期高齢者の疾病・負傷についての保険診療

表1-5　後期高齢者医療制度の仕組み

対象者	75歳以上の人 65歳以上で一定以上の障害がある人*
開始日	75歳の誕生日
被保険者証	「後期高齢者医療被保険者証」 1人に1枚交付 （加入者すべてが「本人」）

* 政令に定める心身の機能障害があり，認定を受けたもの（国民年金の障害年金を受けられる程度のもの）

表1-6　後期高齢者医療制度の一部負担金

| 一　　般 | 一部負担金　1割（9割給付） |
| 現役並み所得者 | 一部負担金　3割（7割給付） |

表1-7　後期高齢者医療制度の保険者番号

制度（規定法）	後期高齢者医療
法別番号	39
保険者	後期高齢者医療広域連合

3 患者一部負担金（自己負担金）と高額療養費制度

（1）患者一部負担金（自己負担金）と入院時食事療養費・入院時生活療養費の標準負担額

　　診療にかかった費用は，すべてが医療保険から給付されるとは限らない。患者一部負担金（自己負担金），入院時食事療養費の標準負担額，入院時生活療養費の標準負担額等は患者が負担する。

　　患者一部負担金（自己負担金）は，年齢などにより1～3割負担と決められている（表1-8）。

　　入院時食事療養費の標準負担額は，表1-9のとおりである。入院時食事療養費とは，入院時に食事の提供をした費用をいい，標準負担額は基準額から患者が支払う食事代で，療養病床以外の入院患者及び療養病床に入院する70歳未満の患者が対象となる。

　　又，療養病床に入院する65歳以上の高齢者（一部を除く）に対して，入院時に食事の提供及び適切な療養環境を提供することを入院時生活療養費という（表1-10）。

表1-8 患者一部負担金

		給付割合	患者負担割合
0歳～小学校就学前		8割[3]	2割
小学校就学後～69歳		7割[3]	3割
70～74歳	一般	8割[3]	2割[4]
	現役並み所得者[2]	7割[3]	3割
75歳以上[1]	一般	9割	1割
	現役並み所得者[2]	7割	3割

[1] 高齢者医療確保法による給付対象者
[2] ①標準報酬月額28万円以上の者，②課税所得145万円以上の者等（例外規定あり）
[3] 医療保険給付
[4] 特例措置として2014年4月1日までに満70歳になった者は75歳まで1割のままであり，2014年4月2日以降に満70歳になった者は2014年5月から2割になる

表1-9 入院時食事療養費の標準負担額（1食につき）

一般		260円
低所得者Ⅱ（市町村民税非課税世帯等）	過去1年 90日までの入院	210円
	過去1年 90日超の入院	160円
低所得者Ⅰ（70歳以上のみ）・老齢福祉年金受給権者		100円

表1-10 入院時生活療養費の標準負担額（70歳以上の高齢者）

			食費（1食につき）	居住費（1日につき）
一般	入院時生活療養費（Ⅰ）		460円	320円
	入院時生活療養費（Ⅱ）		420円	320円
	重篤な患者[1]		260円	0円
低所得者Ⅱ	①（②以外の患者）		210円	320円
	②重篤な症状又は集中的治療を要する患者	入院－90日以下	210円	0円
		入院－90日超える	160円	0円
低所得者Ⅰ	老齢福祉年金受給者以外		130円	320円
	老齢福祉年金受給者		100円	0円
	重篤な患者[1]		100円	0円

[1] 診療報酬上の医療区分2または3の状態の患者

（2）高額療養費制度と高額医療・高額介護合算制度

　　保険診療では，診療にかかった費用の一部が患者一部負担金（自己負担金）として発生する。診療が高額の場合，負担金も高額になるが，その負担金には患者の年齢や所得に応じて限度額（月単位）が設定されており，限度額を超えた金額は保険給付される。この制度のことを，高額療養費制度という。

　　同一世帯に介護保険の受給者がいる場合に，1年間にかかった医療保険と介護保険の自己負担額を合算した額が高額になる場合に，限度額を超えた分の費用が医療保険，介護保険の自己負担額の比率に応じて支給される。この制度のことを，高額医療・高額介護合算制度という。

　　例） 70歳未満の一般所得患者の入院総額100万円

- 80,100円＋（1,000,000円－267,000円）×1％＝87,430円（患者負担額）
- 300,000円－87,430円＝212,570円（払い戻し額：支給額）

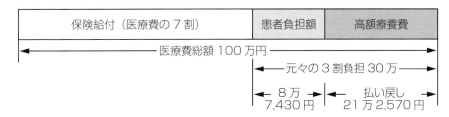

表1－11　患者の自己負担限度額　70歳未満＜2014年現在＞

対象者	高額療養費制度（医療保険）2014年12月31日まで			高額医療・高額介護合算制度 2014年7月31日まで
	自己負担限度額（月額）	多数該当		自己負担限度額（年額）
上位所得者	150,000円＋（医療費－500,000円）×1％	83,400円		1,260,000円
一　般	80,100円＋（医療費－267,000円）×1％	44,400円		670,000円
低所得者	35,400円	24,600円		340,000円
高額長期疾病患者の自己負担限度額（月額）：10,000円 ただし，人工透析を要する上位所得者（月収53万円以上）は20,000円				

＊　自己負担限度額は，①医療機関ごと，②医科・歯科別，③入院・外来別－に適用
＊　「上位所得者」は，月収53万円以上の者
＊　「多数回該当」は，直近1年間における4回目以降の自己負担限度額（月額）
＊　「高額長期疾病患者」とは，長期にわたって高額な医療費が必要な患者（慢性腎不全，HIV，血友病の患者など）のこと

表 1 - 12　患者の自己負担限度額　70 歳未満＜ 20015 年以降の変更（予定）＞

	高額療養費制度（医療保険） 2015 年 1 月 1 日以降			高額医療・高額介護合算制度 2014 年 8 月以降 （　）内は 2015 年 8 月以降
対象者	自己負担限度額（月額）	多数該当		自己負担限度額（年額）
標準報酬月額 83 万円以上	252,600 円＋（医療費－ 84,200 円） × 1％	140,100 円		1,760,000 円 （2,120,000 円）
標準報酬月額 53 万～ 79 万円	167,400 円＋（医療費－ 558,000 円） × 1％	93,000 円		1,350,000 円 （1,410,000 円）
標準報酬月額 28 万～ 50 万円	80,100 円＋（医療費－ 267,000 円） × 1％	44,400 円		670,000 円
標準報酬月額 26 万円以下	57,600 円			630,000 円 （600,000 円）
低所得者：住民 税非課税	35,400 円	24,600 円		340,000 円

高額長期疾病患者の自己負担限度額（月額）：10,000 円
ただし，人工透析を要する上位所得者（月収 53 万円以上）：20,000 円

表 1 - 13　患者の自己負担限度額　70 歳以上

	高額療養費制度 / 自己負担限度額（月額）			高額医療・高額介護 合算制度
対象者	世帯単位（入院・外来）	個人単位（外来のみ）	多数回該当	自己負担限度額（年額）
現役並み 所得者	80,100 円＋（医療費 － 267,000 円）× 1％	44,400 円	44,400 円	670,000 円
一　般	44,400 円	12,000 円		560,000 円
低所得者 Ⅱ	24,600 円	8,000 円		310,000 円
低所得者 Ⅰ	15,000 円	8,000 円		190,000 円

高額長期疾病患者の自己負担限度額（月額）：10,000 円

＊ 「低所得者Ⅱ」は世帯員全員が，①市町村民税非課税者，あるいは②受診月に生活保護法の要保護者であって，
　自己負担限度額・食事標準負担額の減額により保護が必要でなくなる者
＊ 「低所得者Ⅰ」は世帯全員が「低所得者Ⅱ」に該当し，さらにその世帯所得が一定基準以下
＊ 70 歳以上の自己負担限度額は，世帯単位（入院・外来含む）・個人単位（外来のみ）別－に適用

（3）限度額適用・標準負担額減額認定証

　　入院患者及び外来患者が，保険者から事前に「限度額適用・標準負担額減額認定証」の交付を受け，保険医療機関に提出しておくことで，保険医療機関への支払いは自己負担限度額までで済む仕組みがある。なお，高額療養費の給付相当額は，保険者から保険医療機関に支払われる。70歳以上で所得区分が一般，現役並み所得の高齢者は，「高齢受給者証」を提示することによって自己負担限度額までの支払いとなり，認定証の提出は不要である。

　　ただし，食事代や保険適用とならない費用（差額ベッド代等）は別途支払いが必要である。

4 公費負担医療制度

（1）公費負担医療制度の概要と仕組み

　　公費負担医療制度は，「後期高齢者医療制度」とともに医療保障制度を支えている。「公費負担」とは，国及び地方公共団体が一般の財源の中から，医療に関する給付を行う制度である。具体的内容は，大別すると図1−6に示す5つになる。

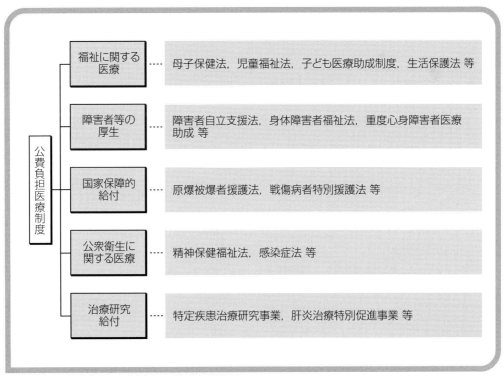

図1−6　公費負担医療制度の領域と根拠法

（2）公費負担医療の種類

制　度	法別番号[1]	目　的	主　体
戦傷病者特別援護法	13（療養の給付） 14（更生医療）	軍人軍属であったものに公務上の傷病に対する補償	国
原子爆弾被爆者に対する援護に関する法律	18（認定疾病） 19（一般疾病）[2]	原爆被爆者に対する保健・医療・福祉にわたる総合的援護	国
感染症予防及び感染症の患者に対する医療に関する法律	28（一類感染症等）[3] 29（新感染症）	結核以外の感染症の活性の予防及び蔓延の防止を図り，もって公衆衛生の向上及び増進を図る	国・都道府県
	10（適正医療） 11（命令入所）	結核の予防と結核患者に対する適正な医療により福祉を増進する	国・都道府県
心神喪失者の医療・観察法	30	重大な犯罪行為を行ったが心身喪失などが原因で不起訴・無罪となった精神障害者に対し，指導を行うことで，社会復帰を促進する	国・都道府県
精神保健及び精神障害者福祉に関する法律	20（措置入院）	精神障害者等の医療・保護を行い，社会復帰促進・自立を援助し，その福祉増進及び国民の精神保健の向上を図る	国・都道府県
障害者自立支援法	21（精神通院） 15（更生医療） 16（育成医療） 24（介護医療）	障害者及び障害児が自立した生活を営むことができるよう支援を行う	市町村
麻薬及び向精神薬取締法	22（麻薬中毒）	麻薬・向精神薬の濫用による保健衛生上の危害を防止し，公共の福祉の増進を図る	国・都道府県
児童福祉法	17（療育の給付） 79（施設医療） 52（小児慢性） 53（措置）[4]	18歳未満の児童の福祉を保障する	国・都道府県
母子保健法	23（養育医療）	母性及び乳幼児の健康の保持増進を図り，国民保健の向上に寄与する	国・都道府県
特定疾患治療研究事業等[5]	51	原因不明，治療方法未確立の難病に対し研究事業を行い，医療費の負担軽減を図る	都道府県
肝炎治療特別促進事業	38	Ｂ型・Ｃ型ウイルス性肝炎の治療を公費負担することにより早期治療を促進する	国・都道府県
石綿による健康被害の救済に関する法律	66	中皮腫，気管支又は肺の悪性腫瘍，その他石綿の吸収で発生した疾病患者の救済	国・都道府県
公害健康被害の補償等に関する法律	―	大気汚染・水質汚濁による健康被害の補償を通じて被害者の迅速・公正な保護	都道府県・政令市
予防接種法	―	伝染病の予防接種と健康被害の救済	国・都道府県・市町村
中国残留邦人等の円滑な帰国の促進及び永住帰国後の自立の支援に関する法律	25（医療支援給付・介護支援給付）	戦後の混乱等により，中国に戻れず，日本に引き続き移住を余儀なくされた方への生活の安定	国・都道府県
生活保護法	12（生保）	生活困難者に対し保護を行い，最低限の生活を保障することにより自立を助長する	国・都道府県

[1] 公費負担医療の併用明細書では，本表の順番に従い，第１公費，第２公費とする
[2] 原爆19（一般疾病）は，児童福祉法の79の次になる
[3] 感染症法の10（一般疾病）と11（結核入院）は，医療観察法の30の次になる。又，28（一類感染症法等）は，麻薬及
[4] 小児慢性特定疾患治療研究事業の52と措置に係る医療の給付の53は，特定治療研究事業の51の次になる
[5] 特定疾患治療費，先天性血液凝固因子障害等治療費，水俣病総合対策費の国庫補助による研究治療費及び茨城県神栖町る治療研究費

申請手続	給付内容	医療保険との関係	請求
本人→福祉事務所	健康保険とほぼ同じ。療養の給付（10条），更生医療（20条）0。他に療養給付・補装具の支給，国立保養所の収容など	公務上と認定された傷病については全額公費，それ以外は医療保険適用	療養券で医療給付。基金・連合会へ診療報酬請求書提出
本人→都道府県（保健所）	健康保険と同じ。認定疾病医療（10条），一般疾病医療（18条）。ほかに，健康診断の実施。各種手当の支給など	認定疾病は全額負担。一般疾病は医療保険の自己負担分に公費適用	手帳・認定書確認。基金・連合会へ診療報酬請求書提出
保健所	感染症，一・二類感染症に対する入院医療（指定医療機関）（37条）	新感染症は全額公費負担が原則。一・二類感染症は保険給付優先，三・四・五類感染症は医療保険のみ適用	基金・連合会へ診療報酬請求書提出
本人→保健所（37条，37条の2）	結核患者の適正医療（37条の2）。結核患者の入院（37条）	適正医療：公費負担95/100，保険給付優先，残りを公費。結核患者の入院：全額公費負担，保険給付優先，所得に応じ費用徴収	患者票確認。基金・連合会へ診療報酬請求書提出
裁判官と精神科医の合議で決定	「医療観察診療報酬点数表」により算定。そこに定めのないものは，健康保険と同じ		基金へ診療報酬請求書提出
本人→市町村長（32条）	健康保険と同じ。措置入院（29条）。他に，医療保護入院，応急入院，任意入院等	措置入院：全額公費負担，保険給付優先，所得に応じ費用徴収	患者票・収容依頼書確認。基金・連合会へ診療報酬請求書提出
本人又は保護者→市町村	政令第1条に定める自立支援医療育成医療・更生医療・精神通院医療（5条）療養介護医療（70条）基準該当療養介護医療（71条）	保険優先，所得区分ごとに負担上限月額の設定あり，給付差について公費負担	基金・連合会へ診療報酬請求書提出
（医師の届出など）	健康保険と同じ。入院措置（58条の8）	全額公費，保険給付優先，所得に応じ費用徴収	基金へ診療報酬請求書提出
保護者→保健所（20条，21条の5）	健康保険と同じ。療養の給付（20条），障害児施設医療（24条の20），小児慢性特定疾患治療研究事業（21条の5），措置等に係る医療の給付	保険優先，自己負担分に公費適用，保護者の所得に応じた負担あり	療育券確認。基金・連合会へ診療報酬請求書提出
保護者→保健所（20条）	健康指導（10条），健康診査（12条），養育医療（未熟児）（20条）に公費適用。ほかに母子健康手帳など	保険優先（12条，20条），自己負担分を都道府県又は市町村が負担	養育医療券の確認。基金・連合会へ診療報酬請求書提出
本人→保健所	健康保険と同じ。治療研機関1年，必要に応じ更新	保険優先，自己負担分に公費適用，限度額内における自己負担あり（重症患者等は全額公費負担，軽快者は公費負担対象外）	基金・連合会へ診療報酬請求書提出
本人→都道府県（保健所）	対象患者の治療のための初・再診料，検査料，薬剤料，入院料等。有効期間は原則1年	保険優先，市町村民税額に応じた自己負担あり	基金・連合会へ診療報酬請求書提出
地方環境事務所保健所	健康保険と同じ健康被害に係る医療費の給付（4条）	保険優先，自己負担分に公費適用	独立行政法人環境再生保全機構
（被認定者が対象）	療養の給付，障害補償費，遺族補償費，遺族補償一時金，児童保障手当，療養手当，葬祭料	認定疾病は全額公費負担	公害医療手帳の確認。市区町村へ請求
本人→市町村	健康被害の給付（12条）	医療保険による償還払い	医療保険による
本人→福祉事務所	健康保険と同じ	生活保護による医療扶助と同様である	生活保護による医療扶助と同様である
本人→福祉事務所	健康保険と同じ。医療扶助(15条)。ほかに，生活扶助，教育扶助，住宅扶助など	医療保険，公費適用の残りを生保で。ただし，生保受給と同時に国保の資格を失う	医療券確認。基金へ診療報酬請求書提出

び向精神薬取締法の22の次になる

における有機ヒ素化合物による環境汚染及び健康被害に係る緊急措置事業要綱による医療費及びメチル水銀の健康影響によ

（3）公費負担給付と患者負担金

制度によって異なるが，具体的には次の４つの方法で算定する。

① 医療費の全額が公費負担されるもの（公費単独）

公費 100%

・・・原爆被爆者援護法（認定），戦傷病者特別援護法，感染症（新感染症・指定感染症）
等

② 医療費の全額が公費負担となるが，医療保険が優先し，残りの患者負担分を公費
負担するもの

医療保険 70%	公費 30%

・・・生活保護法，原爆被爆者援護法（一般），特定疾患治療研究事業（スモン，プ
リオン病など一部疾患）等

③ 医療費の95％が公費負担対象で，医療保険が優先し，残りの5％分を患者が自己
負担するもの

医療保険 70%	公費 25%	自己 5%

・・・感染症（結核の適正医療）等

④ 医療費の全額が公費負担となるが，医療保険が優先し，残りの患者負担分から所
得に応じた患者負担分を差し引いたもの

医療保険 70%	自己負担（所得による）	不足分 公費

・・・特定疾患治療研究事業等（②の一部疾患除く）

表１－14　公費負担医療制度のポイント

- 法別番号「51」特定疾患治療研究事業の対象疾患のうち，スモン病，難治性肝炎のうち劇症肝炎，重症急性膵炎，プリオン病，重症多形滲出性紅斑（急性期）は患者の自己負担がない（全額公費負担）
- 特定疾患治療研究事業において，「軽快者」は公費負担医療の対象外となる
- 特定疾患治療研究事業において，患者の自己負担限度額は所得区分によってA～Gまでの７段階に分けられている
- 法別番号「21」の精神通院医療は障害者自立支援法による
- 法別番号「12」の生活保護の医療扶助受給と同時に国保の被保険者資格は失われる
- 法別番号「10」の結核患者の「適正医療」は公費負担の対象となる医療費の95/100について医療保険優先され，残りが公費負担となる。5/100は患者の自己負担となる

5 保険医療機関・保険医と療養担当規則

（1）保険医療機関の指定と保険医登録

　　医療保険の保険診療を行うには，保険医療機関が保険診療を扱う機関として指定を受けなければならない。又，保険診療を担当する医師も登録をしなければならない（保険医登録）。このように，保険医療機関の指定・医師の登録を必要とする制度を「二重指定制度」という。

1）保険医療機関の指定

　　保険医療機関として指定を受けようとする場合，まずは地方厚生局長に申請をする。そして諮問や協議を経て，厚生労働大臣から指定を受ける。

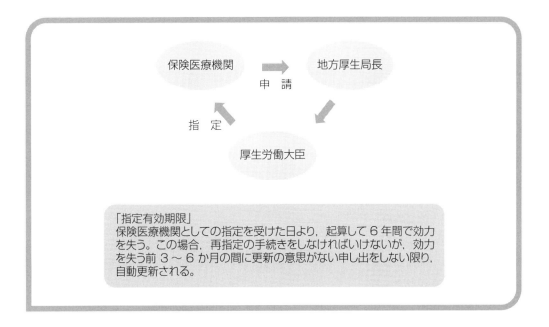

「指定有効期限」
保険医療機関としての指定を受けた日より，起算して6年間で効力を失う。この場合，再指定の手続きをしなければいけないが，効力を失う前3～6か月の間に更新の意思がない申し出をしない限り，自動更新される。

2）保険医の登録

　　診療を担当する医師は，地方社会保険事務局長に「保険医」としての登録申請を行わなければならない。

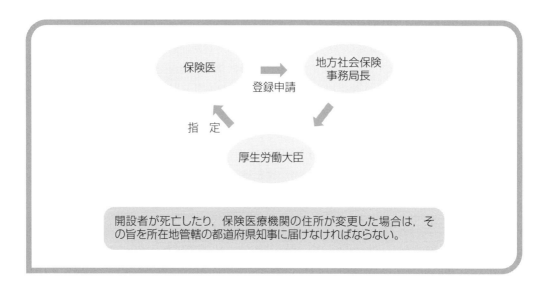

開設者が死亡したり，保険医療機関の住所が変更した場合は，その旨を所在地管轄の都道府県知事に届けなければならない。

（2）療養担当規則と療養担当基準

　　保険診療において，適正な診療や適正な診療報酬請求を行うために，保険医療機関，保険医に対して厚生労働大臣が定める診療の方針などは，健康保険法に基づく省令で定められている。この規定を「保険医療機関及び保険医療養担当規則」（療養担当規則；療担規則，次頁参照）という。

　　上記規定に従い懇切丁寧に診療を行わなければならない。保険医が「療養担当規則」に基づいて保険診療を行い，保険医療機関が診療報酬に基づき保険請求を行うことにより保険医療が成立する。

　　後期高齢者医療では，「高齢者の医療の確保に関する法律の規定による療養の給付等の取扱い及び担当に関する基準」（療担基準）で定められている。

療養担当規則

- 保険医療機関及び保険医は，処方せんの交付に関し，患者に対して特定の保険薬局で調剤を受けるよう指示をしてはならない。又，その代償として保険薬局から金品等を受け取ってはならない。
- 保険医療機関は患者から費用の支払いを受けるときは，正当な理由がない限り，個別の費用ごとに区分して記載した領収証を無償で交付しなければならない。
- 保険医療機関は，患者から保険給付を受けるために必要な証明書，意見書の交付を求められたときは，無償で交付しなければならない。ただし療養費，傷病手当金，出産育児一時金，出産手当金，家族出産育児一時金に係る証明書，意見書については除く。
- 保険医療機関は療養の給付の担当に関する帳簿及び書類その他の記録はその完結の日から3年間，患者の診療録はその完結の日から5年間保存しなければならない。
- 保険医は，懇切丁寧に診療を行い，療養上必要な事項は理解しやすいように指導しなければならない。
- 保険医は患者の疾病又は負傷が自己の専門外にわたるものであるとき，又はその診療について疑義があるときは，他の医療機関に転医させ，又は他の保険医の対診を求める等，適切な措置を講じなければならない。
- 処方せんの使用期間は，長期の旅行等特殊な事情がある場合を除き，交付の日を含めて4日以内とする。
- 保険医は患者の診療を行った場合には，遅滞なく診療録に必要な事項を記載しなければならない。

参 考 文 献

- 安藤秀雄：公費負担医療の実際知識. 医学通信社，2012.
- 安藤秀雄：医事関連法の完全知識. 医学通信社，2012.
- 医療事務実践対応ハンドブック 2014年版. 医学通信社，2014.
- 厚生労働省保険局医療課：平成26年度診療報酬改定の概要（省令，告示）.

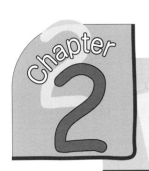

DPC による包括評価制度

1 診断群分類制度（DPC/PDPS）の概要

　現在，人口構造及び疾病構造の変化と医療技術の進歩により，医療費は増大している。増大する医療費をコントロールするために，2003年4月より診療報酬体系の見直しの一環として，医療費の適正な評価を目的に DPC 診断群分類を活用した急性期入院医療の包括評価が，特定機能病院と一部の急性期病院に導入されている。診断群分類 DPC は日本独自のものであり，診断と手術・処置の2つの軸からの分類であり，臨床的な視点を重視していることが特徴である。

　なお，「DPC」とは「Diagnosis Procedure Combination」の略であり，診断群分類を意味する。「DPC/PDPS」は診断群分類制度の略称であり，「PDPS」は1日ごとの支払い方式（Par-Diem Payment System）を意味する（2010年12月）。

（1）診断群分類

　DPC の構成は，2,658あるすべての診断群分類に対して，図2－1に示しているように14桁で診断群分類番号（以下 DPC コード）が割り振られており，それぞれに意味がある構成になっている。2014年度改定において，DPC 総数2,873分類（うち包括2,309分類）となっている。

① **病名（主要診断群＋分類コード）**　　主要診断群と分類コードの最初の6桁は病名である。初めの2桁が主要診断群 MDC（Major Diagnosis Categories）となる（表2－1）（例えば，「04」であれば呼吸器系疾患，「09」であれば乳房の疾患）。次の4桁が ICD-10* に対応する病名である。

　　　* ICD-10：ICD（International Statistical Classification of Diseases and Related Health Problems）は，「国際疾病分類」と呼ばれ，世界保健機関（WHO）が作成した傷病に関する分類であり，世界の異なる国における傷病の状況が比較できることを目的とした標準的分類である。現在は，1990年に採択された第10回修正版（ICD-10）が使用されている。

② **入 院 種 別**　　2006年の診療報酬改正前の分類では，「検査入院」「教育入院」「その他」が設定されていた。しかし，内容等が施設によって違うことから，2006年度分類から使用しないことになった。

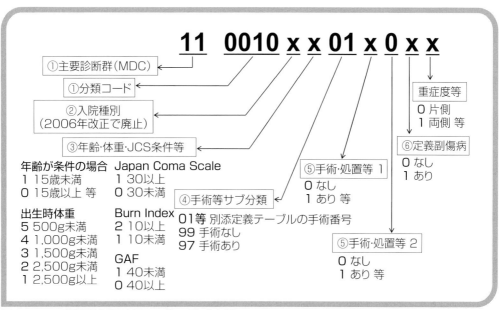

図2-1　診断群分類番号14桁の構成内訳

表2-1　主要診断群（MDC）の分類

MDC01	神経系疾患
MDC02	眼科系疾患
MDC03	耳鼻咽喉科系疾患
MDC04	呼吸器系疾患
MDC05	循環器系疾患
MDC06	消化器系疾患，肝臓・胆道・膵臓疾患
MDC07	筋骨格系疾患
MDC08	皮膚・皮下組織の疾患
MDC09	乳房の疾患
MDC10	内分泌・栄養・代謝に関する疾患
MDC11	腎・尿路系疾患及び男性生殖器系疾患
MDC12	女性生殖器系疾患及び産褥期疾患・異常妊娠分娩
MDC13	血液・造血器・免疫臓器の疾患
MDC14	新生児疾患，先天性奇形
MDC15	小児疾患
MDC16	外傷・熱傷・中毒
MDC17	精神疾患
MDC18	その他

③ **年齢・体重・JCS 条件等**　　同じ疾患であっても，年齢によって医療資源の投入量に違いがある場合に，分けるコードである。体重は，新生児の場合に用いられる。JCS（Japan Coma Scale）は，入院時の意識レベルがその後の医療資源に影響する分類で用いられている。

④ **手術等サブ分類**　　病名6桁ごとに手術の種類によって分類するものである。これは，手術の違いは，病態の違いを反映しているということに基づいている。

⑤ **手術・処置等**　　「手術・処置等1」は補助手術，「手術・処置等2」は化学療法，放射線療法等の有無が記載される。ただし「手術・処置等2」においては，あり・なしということではなく，医療資源の必要度で，さらに1，2，3，4，5，6，7，8と分類されている。

⑥ **定義副傷病**　　定義副傷病は，併存症や続発症の有無によって評価される。

14桁の最後に「重症度等」があるが，この部分は，医療資源の投入量に関係するような条件のためのコードをつくっている（例：白内障の片眼又は両眼）。

（2）診断群分類の決定

　診断群分類は，主治医が請求時に決定する。DPC における傷病名の決定は，1入院あたり人的・物的に医療資源を最も投入した傷病名をひとつだけ選択することになっている。したがって，「主傷病名」「入院の契機となった傷病名」「入院後に発症した合併症」が異なった場合であっても，1回の入院においてひとつの傷病名の選択となる。

　診断群分類決定までのプロセスは，図2-2のとおりである。

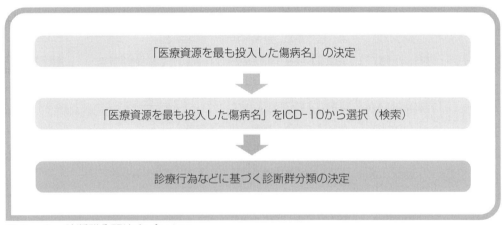

図2-2　診断群分類決定プロセス

（3）定義テーブルと樹形（ツリー）図

14桁のDPCコードを決定する際に，診断群分類定義表（以下定義テーブル：本テキストにおいては省略）を用いる。定義テーブルには，該当するICD-10の病名に考慮されるべき手術や，処置が例示されている。定義テーブルを基に分類を図にしたものが樹形図（図2-3）である。分岐点にある，各桁の手術や処置のあり・なしを選択して，最後に最も右側にある14桁のDPCコードに到達し，決定する。又算定の際には，定義テーブルや樹形図のほかに，診断群分類点数表も用いる。

なお，到達したDPCコードが出来高算定となる場合があり，これはデータのばらつきが大き過ぎて包括評価に適さないか，元データの症例数が少ないものである。

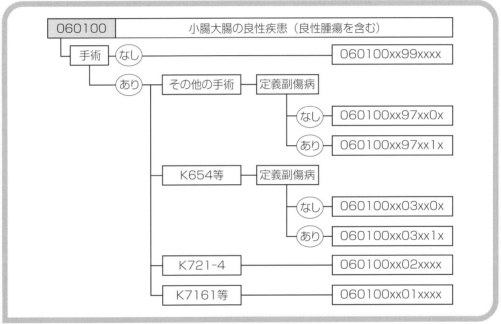

図2-3　診断群分類樹形（ツリー）図（例示）

（4）DPC関連病院

DPC関連病院は，2つに分けられる。

そのうちひとつは，DPC対象病院と呼ばれ，診断群分類を用いて包括請求をしている病院をさす。もうひとつは，DPC準備病院と呼ばれ，請求は出来高で退院患者データの提出のみ行っている病院のことをいう。

1）DPC対象病院

DPC対象病院の基準は，表2-2のとおりである。DPC対象病院への参加を希望す

る場合は，直近の診療報酬改正の5か月前までに，地方厚生局長に届出をする。

表2-2　DPC 対象病院の基準

①	下記7対1，10対1入院基本料の届出 • 一般病院入院基本料 • 特定機能病院入院基本料（一般病棟） • 専門病院入院基本料
②	診療録管理体制加算の届出
③	標準レセプト電算処理マスターに対応したデータの提出を含め，厚生労働省が毎年実施する「退院患者調査」「特別調査」に適切に参加
④	上記③の調査で，適切なデータを提出し，かつ，調査期間1か月あたりの（データ／病床）比が 0.875 以上
⑤	「適切なコーディングに関する委員会」を設置し，年2回以上当該委員会を開催

2）DPC 対象病院からの退出

又，特定機能病院以外の病院における DPC 対象病院からの退出は，以下のパターンが認められている。DPC 対象病院から退出する場合，その旨を院内掲示し，入院患者や関係者に説明をする必要がある。

• 自主退出

直近の診療報酬改正の6か月前までに，地方厚生局長に退出届出をする。

• DPC 対象病院の基準を満たさなくなった場合

①又は②の基準（表2-2）を満たさなくなった場合は，3か月の猶予期間を超えてもなお基準を満たせない場合に退出する。

④の基準（表2-2）を満たさなくなった場合は，当該病院における各年10月から翌年9月までのデータにより，厚生労働省保険局医療課において判断し，結果が通知される。当該基準を満たさない判定後の直近に予定している診療報酬改定時に合わせて退出する。

• 特別な理由で緊急退出する必要がある場合

特別な理由がある場合は，緊急退出が認められる。この場合，厚生労働省保険局医療課（必要に応じて中医協）での審査を経て退出の可否が決定され，退出が認められた場合は，認められた月の4か月後の初日に退出となる。

3）DPC 準備病院

DPC 準備病院は，DPC 請求はせずにデータ提供のみを行う。なお，DPC 準備病院の募集は，中医協の了承を得たうえで周知される。

（5）DPC 対象患者，DPC 対象外患者

DPC 対象病院の一般病棟に入院している患者であり，包括点数が設定された診断群

分類に該当する患者が，DPC 対象患者である。ただし，次の患者は，DPC 対象外となる。

① 入院後 24 時間以内に死亡した患者又は生後 1 週間以内に死亡した新生児
② 臓器移植術を受ける患者
③ 評価療養を受ける患者
④ 急性期以外の特定入院料等算定患者
⑤ その他厚生労働大臣が別に定める者
⑥ 医師数が医療法水準の 70/100 以下の病院に入院する患者

2 DPC 請求による算定

（1）包括評価項目と出来高評価項目

DPC における総診療報酬額は，図 2 - 4 のように診断群分類による「包括評価部分」「出来高評価部分」「入院時食事療養費」で成り立っている。包括評価部分は，診断群分類点数表告示に定められた分類区分の 1 日当たりの包括点数に医療機関別係数と在院日数をかけて算出する。出来高評価部分については，医科点数表を基に算定する。

又，包括評価部分と出来高評価部分の具体的な項目は，表 2 - 3，4 のとおりである。

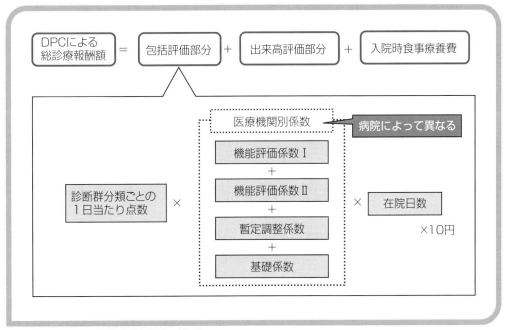

図 2 - 4　DPC 総診療報酬額の構成

表2−3　包括評価部分の項目

	診断群分類点数表に包括されている点数
入院基本料	重症児（者）受入連携加算，救急・在宅等支援病床初期加算，看護必要度加算，一般病棟看護必要度評価加算，ADL維持向上等体制加算を除く
医学管理等	手術前医学管理料，手術後医学管理料のみ
検査	一部検査を除く
画像診断	画像診断管理加算1・2，選択的動脈造影カテーテル法及び血流予備能測定検査加算を除く
投薬・注射	無菌製剤処理料を除く
処置	基本点数1,000点未満の処置（一部例外あり）を除く
リハビリテーション	使用薬剤のみ
精神科専門療法	使用薬剤のみ
病理診断	術中迅速病理組織標本作製，病理診断・判断料を除く

表2−4　出来高評価部分の項目

	医科点数表により出来高で算定する項目
初診料	
入院基本料	重症児（者）受入連携加算，救急・在宅等支援病床初期加算，看護必要度加算，一般病棟看護必要度評価加算，ADL維持向上等体制加算のみ
入院基本料等加算	総合入院体制加算，地域医療支援病院入院診療加算，臨床研修病院入院診療加算，診療録管理体制加算，医師事務作業補助体制加算，急性期看護補助体制加算，看護職員夜間配置加算，看護補助加算，地域加算，離島加算，医療安全対策加算，感染防止対策加算，病棟薬剤業務実施加算，データ提出加算は機能評価係数Iとして評価
短期滞在手術基本料	短期滞在手術等基本料3を除く
医学管理等	手術前医学管理料，手術後医学管理料を除く
在宅医療	
検査	一部の検査のみ
画像診断	画像診断管理加算1・2，選択的動脈造影カテーテル法及び血流予備能測定検査加算のみ
投薬・注射	無菌製剤処理料のみ
処置	基本点数1,000点以上の処置（一部例外あり）のみ
リハビリテーション	使用薬剤を除く
精神科専門療法	使用薬剤を除く
手術・麻酔	
放射線治療	
病理診断	術中迅速病理組織標本作製，病理診断・判断料のみ

DPC 対象病院において特定入院料の病床に入院した場合
すべての特定入院料ではなく，以下の表2−5にあげられている一部の急性期系の「特定入院料」に限られるが，通常設定された点数とは違う点数を包括点数に加算する。又この加算点数は，特定機能病院，専門病院，それ以外の病院で各異なる点数が設定されている。

表2−5　加算が設定された特定入院料

救命救急入院料	新生児特定集中治療室管理料
特定集中治療室管理料	総合周産期特定集中治療室管理料
小児特定集中治療室管理料	新生児治療回復室入院医療管理料
ハイケアユニット入院医療管理料	一類感染症患者入院医療管理料
脳卒中ケアユニット入院医療管理料	小児入院医療管理料

（2）医療機関別係数

DPC 包括評価部分は，図2−4で表されるように，1日当たりの包括点数に「医療機関別係数」をかける。この医療機関別係数は以下の表2−6のように4種類あり，病院によって違う。各係数の詳細（具体的な評価項目）については，DPC 点数表を参考にされたい。

表2−6　医療機関別係数と評価内容

医療機関別係数	評価内容
機能評価係数 I	包括範囲における，「入院基本料の差額」，「入院基本料等加算」等を評価したもの
機能評価係数 II	DPC/PDPS 参加による医療提供体制全体としての効率改善等へのインセンティブ（医療機関が担うべき役割や機能に対するインセンティブ）を評価したもの
暫定調整係数	従来の調整係数の段階的廃止過程において暫定的に設定される係数
基礎係数 （医療機関群 * 別）	医療機関群別に，医療機関の基本的な診療機能を評価したもの

* 医療機関群（DPC 病院 I 〜 III 群）ならびに II 群病院の要件については図2−5参照

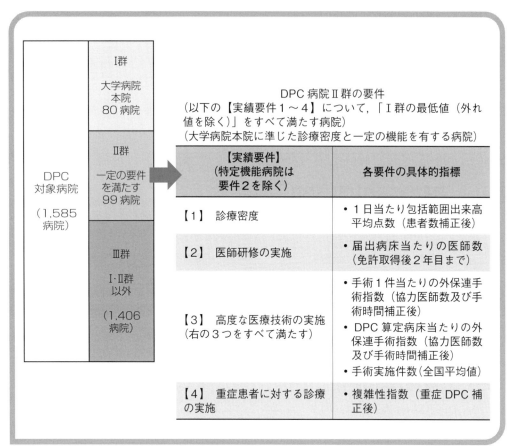

図2−5 DPC Ⅰ～Ⅲ群病院と，Ⅱ群の要件

（3）入院期間別1日当たり点数の設定方法

　　診断群分類別に平均在院日数が定められており，平均在院日数を軸に3段階の1日
当たりの包括点数が設定されている。在院日数に応じて入院期間Ⅰ（25パーセンタイ
ル値），入院期間Ⅱ（平均在院日数），入院期間Ⅲ（平均在院日数＋2SD）と分けられ，
入院期間Ⅰ・Ⅱ・Ⅲを通算して特定入院期間といい，特定入院期間を超えた日から出来
高算定になる。

　　又，診断群分類によって医療資源投入量が異なっているため，「一般的な診断群分類」
（図2−6），「入院初期の医療資源投入量が非常に大きい診断群分類」（図2−7），「入
院初期の医療資源投入量が小さい診断群分類」（図2−8），「高額薬剤に係る診断群分類」
（図2−9）の4種類が設定されている。

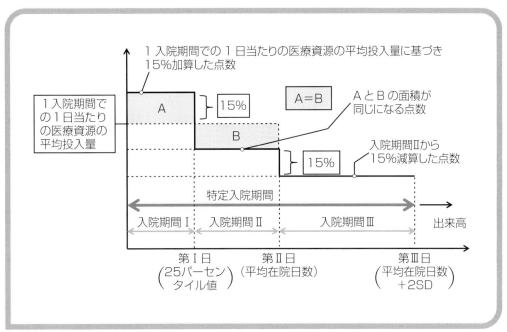

図2－6　一般的な診断群分類

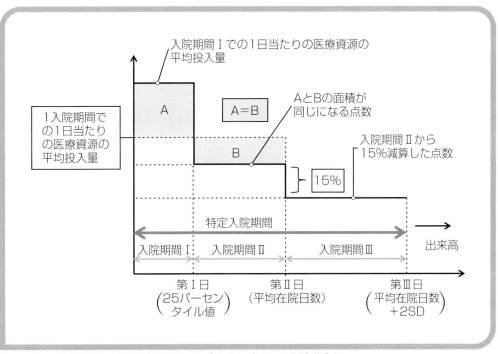

図2－7　入院初期の医療資源投入量が非常に大きい診断群分類

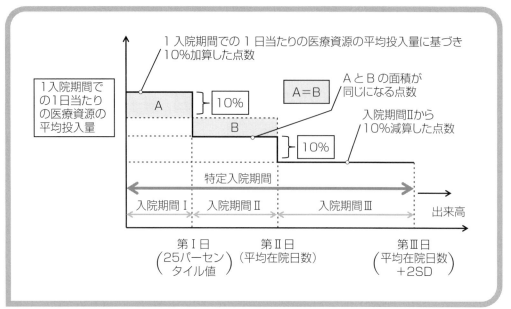

図2−8　入院初期の医療資源投入量が小さい診断群分類

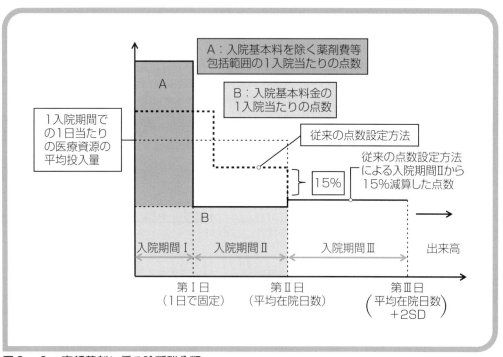

図2−9　高額薬剤に係る診断群分類

（4）算定方法などの留意事項

退院日の翌日から7日以内に再入院した場合

14桁のDPCコードの上2ケタが同一の傷病については，退院日の翌日から7日以内の再入院は，「前回入院と一連の入院とみなす」というルールがある。このため，同一傷病名の患者が7日以内に再入院（病棟間の転棟に伴う転棟日から起算して7日以内の再転棟も含む）となった場合，入院期間の起算日は初回入院日となる。なお，退院期間は入院期間として算入しない（転棟期間は入院期間として算入する）。また，特定入院料の加算対象病床の患者がDPCコードの上2ケタが同一の傷病による7日以内の再入院となった場合，加算は，一度目の入院時に限度日数を満たさなくても算定することはできない。特定入院料の算定可否については，医科点数表における取扱いと同様である。

外泊期間中の入院料

外泊期間中の入院料は，入院基本料又は特定入院料の基本点数の15%を算定する。DPC算定の際には，外泊期間も入院期間として計算する。

退院時に薬剤を処方した場合

DPC対象患者が退院後に在宅で使用するために退院時に薬剤を処方した場合は，薬剤料のみ出来高で算定する。ただし，当該薬剤の処方は，医療資源を最も投入した傷病名及び診断群分類を決定するに当たって投入した医療資源に含めることはできない。

入院中の患者が他の医療機関を受診した場合

DPC対象病院に入院中の患者が，他の医療機関を受診した場合の費用は，DPC対象病院の医師が実施した場合と同様の扱いになる。DPCの包括評価部分の診療は，別途出来高算定不可であり，費用はDPC対象病院と他医療機関との合議により精算する。一方，DPCの出来高評価部分の診療であれば，DPC対象病院で出来高算定を行い，DPC対象病院と他医療機関との合議により精算する。なお，DPC対象病院では，他医療機関が実施した診療行為を含めて当該患者の診断群分類を決定する。

入院第Ⅲ日までに化学療法等を実施しない場合

診断群分類点数表に掲げる入院第Ⅲ日までに化学療法等を実施されない場合は，入院第Ⅲ日を超えた日以降も当該患者に投与する抗悪性腫瘍剤等の当該薬剤料を算定することはできない。

（5）明細書記載要領

DPCも，一般の診療報酬と同様に月単位での請求となる。包括評価の決定は月末請求時に行い，p.37のDPC専用のレセプトを使用する。以下に主な記載要領をあげる。

詳細は，診断群分類点数表等で確認されたい。

「**分類番号**」欄❶及び「**診断群分類区分**」欄❷について

- 「分類番号」欄及び「診断群分類区分」欄には,「DPCコード」ならびに「傷病名」「手術名」「手術・処置等1」「手術・処置等2」「定義副傷病」及び「重症度等」の内容のうち該当するものすべて記載する。

「**診療関連情報**」欄❸について

診断群分類区分を決定するために必要な以下の事項を記載する。

- 入院時年齢（入院時月齢を含む）,出生時体重,JCS,Burn Index（熱傷の重症度を判断する指標）。
- 手術,手術・処置等1,手術・処置等2について,名称及び実施日。
- 診断群分類点数表における重症度等に該当する場合にあっては,重症度等。

「**包括評価部分**」欄❹について

- 「包括評価部分」欄については,診断群分類点数表等に基づき,各月の算定式を記載する。
- 入院日が複数月ある場合は,退院するまでの各月診療分をすべて記載する。
- 退院月に適用する診断群分類区分が入院中の診断群分類と異なる場合は,退院月の「診療分」の下段に「調整分」と記載し,当該調整に係る調整点数を月ごとに記載する。そのうえで,退院月の診療分と調整分の合計点数を「○月請求分」として記載する。
- 外泊した場合は,「外泊」と記載し,外泊した日を記載する。なお,算定に当たっては,「出来高部分」欄に記載する。

「**出来高部分**」欄❺について

- 算定した医科点数表における所定点数の名称及び点数を記載する。なお,その記載は一般記載要領別紙1のⅡ第3の2の（20）から（32）までの例によるものとする。
- それぞれの診療行為を診療識別コード番号の昇順に順次記載する。

〔記入例の患者〕
　脳腫瘍　頭蓋内腫瘍摘出術等　手術・処置等2　1あり　定義副傷病　なし

　4月3日入院,6月4日退院の場合

※上記患者に係る診療報酬明細書6月分の記入例を次頁に示す。

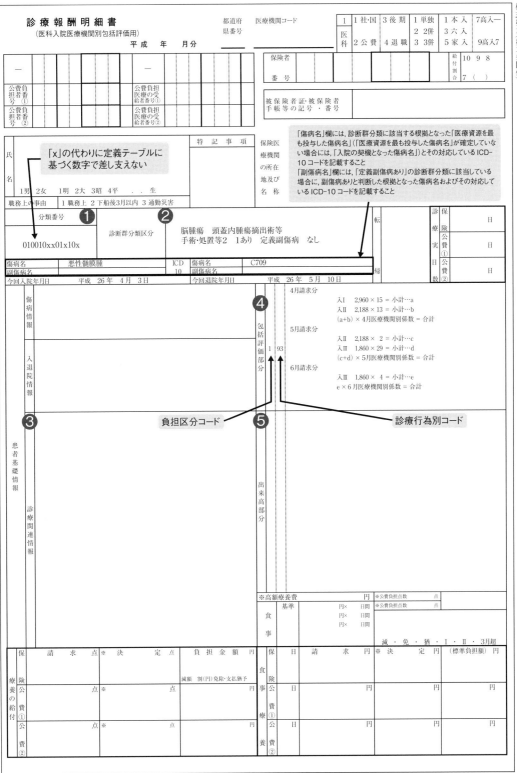

診療報酬明細書
（医科入院医療機関別包括評価用）
平成　年　月分

都道府県番号　医療機関コード

| 1 医科 | 1 社・国 2 公費 | 3 後期 4 退職 | 1 単独 2 2併 3 3併 | 1 本入 3 六入 5 家入 | 7 高入一 9 高入7 |

保険者番号　給付割合 10 9 8 7（　）

公費負担者番号①
公費負担者番号②
公費負担医療の受給者番号①
公費負担医療の受給者番号②

特記事項

保険医療機関の所在地及び名称

被保険者証・被保険者手帳等の記号・番号

「傷病名」欄には，診断群分類に該当する根拠となった「医療資源を最も投与した傷病名」（「医療資源を最も投与した傷病名」が確定していない場合には，「入院の契機となった傷病名」）とその対応しているICD-10コードを記載すること
「副傷病名」欄には，「定義副傷病あり」の診断群分類に該当している場合に，副傷病ありと判断した根拠となった傷病名およびその対応しているICD-10コードを記載すること

氏名　「x」の代わりに定義テーブルに基づく数字で差し支えない

1男 2女　1明 2大 3昭 4平　．．生

職務上の事由　1 職務上 2 下船後3月以内 3 通勤災害

| 分類番号 ❶ | 診断群分類区分 ❷ | 脳腫瘍　頭蓋内腫瘍摘出術等 手術・処置等2　1あり　定義副傷病　なし |

010010xx01x10x

転
帰

診療実日数
保険
公費①
公費②
日
日
日

| 傷病名 | 悪性髄膜腫 | ICD10 | 傷病名 | C709 |
| 副傷病名 | | | 副傷病名 | |

今回入院年月日　　平成 26 年 4 月 3 日　　今回退院年月日　　平成 26 年 5 月 10 日

❸ 患者基礎情報

傷病情報

入退院情報

診療関連情報

❹ 包括評価部分

1 93

4月請求分
入I　2,960×15 ＝ 小計…a
入II　2,188×13 ＝ 小計…b
(a+b) × 4月医療機関別係数 ＝ 合計

5月請求分
入II　2,188× 2 ＝ 小計…c
入III　1,860×29 ＝ 小計…d
(c+d) × 5月医療機関別係数 ＝ 合計

6月請求分
入III　1,860× 4 ＝ 小計…e
e × 6月医療機関別係数 ＝ 合計

負担区分コード ❺

診療行為別コード

出来高部分

※高額療養費　　　　　　　円　　※公費負担点数　　　点
※公費負担点数　　　点

食事　基準　　　円×　　日間
　　　　　　　円×　　日間
　　　　　　　円×　　日間

減・免・猶・I・II・3月超

療養の給付	保険	請求　　点	※決定　点	負担金額　円 減額 割（円）免除・支払猶予
	公費①	点※	点	円
	公費②	点※	点	円

食事療養	保険	日	請求　円	※決定　円	（標準負担額）円
	公費①	日	円	円	円
	公費②	日	円	円	円

様式第九（第三条関係）

参 考 文 献

・松田晋哉：病院における包括払い制の現状と課題，季刊・社会保障研究. **39**（2）；130 〜 143，2003.

・伏見清秀：急性期入院医療の包括払い制度の仕組みとその適用，財務省財務総合政策研究所「フィナンシャル・レビュー」. **80**；33 〜 73，2006.

・松田晋哉：世界各国における医療費の包括化の状況，外科診療. **95**（2）；67 〜 172，2006.

・松田晋哉：基礎から読み解く DPC. 医学書院，2010.

・DPC 点数早見表. 医学通信社，2014.

・厚生労働省保険局医療課：平成 26 年度診療報酬改定の概要（DPC 制度関連部分）.

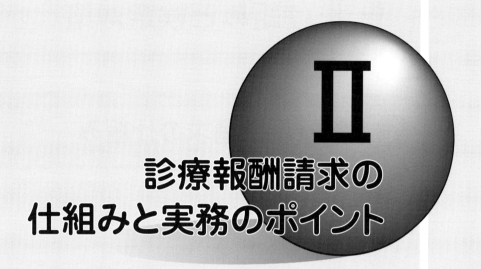

Ⅱ

診療報酬請求の
仕組みと実務のポイント

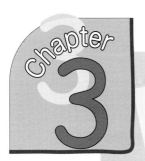

医科診療報酬請求の仕組みと検定対策

① 診療報酬請求の仕組み

　医科の点数は，必ず算定する基本診療料と，治療上必要な項目を選定して算定する特掲診療料とで構成される。さらに，治療上必要な項目に係る薬剤料，特定保険医療材料料についての点数が加わる場合もある。

基本診療料		特掲診療料	薬剤料	特定保険医療材料料
必ず算定する点数		治療上必要な項目を選定して算定する点数		
11 初診料	＋加算	13 医学管理等		
		14 在宅医療	○	○
		20 投薬	○	○
12 再診料 外来診療料	＋加算	30 注射	○	○
		40 処置	○	○
		50 手術・輸血・麻酔	○	○
		60 検査・病理	○	○
		70 画像診断	○	○
90 入院料	基本料等の加算	80 リハビリテーション	○	
		80 精神科専門療法	○	
		80 放射線治療		
		その他		

図　医科診療報酬点数の体系

② 医科診療報酬点数表のポイント

　ここでは，厚生労働省から公布された「診療報酬の算定方法の一部改正に伴う実施上の留意事項について」（2014 年）の中の「医科診療報酬点数表に関する事項」のポイントを要約して示した。これらは同時に，検定試験受験へ向けたチェックポイントでもある。

1 初診料・再診料

Check 1　●初診料算定上の留意事項

• 通常の初診料と，紹介率と逆紹介率の算定要件を満たしていない特定機能病院，500 床（許可病床）以上の地域医療支援病院及び 500 床以上の病院（一般病床 200 床未満を除く）における紹介のない患者に対する初診料の点数は異なる（2015 年 4 月 1 日から施行）。
• 200 床（許可病床）以上の病院において，医療用医薬品の取引価格の妥結率が 50％以下の保険医療機関は点数が異なる（2015 年 1 月 1 日から施行）。

Check 2　●初診又は再診に付随する一連の行為とみなされ，再診料を算定できないケース

• 事前に行った検査，画像診断の結果のみを聞きに来た場合。
• 往診の後で薬のみを取りに来た場合。
• 診察時必要と認めた検査，画像診断，手術等の予約をし，後刻又は後日，検査，画像診断，手術等を受けに来た場合（診察なし）。

☞【初・再診料算定に関する通則通知】

Check 3　●医科・歯科併設医療機関における初・再診料の算定

• 医科，歯科を異なる傷病名で受診した場合は，それぞれ初診料又は再診料を算定できる。
• 同一傷病名又は関連性のある傷病名の場合は，医科，歯科どちらかにおいて初診料又は再診料を算定する。

☞【初・再診料算定に関する通則通知】

・労災，健康診断，自費等で診療中に保険診療を受けた場合，初診料は算定できない。

注意！ 健康診断で疾患が発見された患者が，<u>疾患を発見した保険医以外の他の医療機関の保険医</u>において治療を開始した場合には，初診料を算定できる。

☞【初診料算定の原則通知】

・患者が自己の判断で受診を中断し，1月以上経過した後，再度受診した場合は，同じ病名や症状であっても初診料を算定できる。

・慢性疾患等明らかに同一疾病の場合は再診料を算定する。

・喘息，てんかん等の発作を繰り返す疾病の場合には，一発作期間を一疾病として，その都度初診として取り扱うことができる。 ☞【初診料算定の原則通知】

・1傷病の診療継続中に他の傷病が発生して初診を行った場合，それらの傷病に係る初診料は，併せて1回とし，第1回の初診のときに算定する。

・同日複数科初診，つまり同一保険医療機関において，新たに他の傷病について別の診療科を

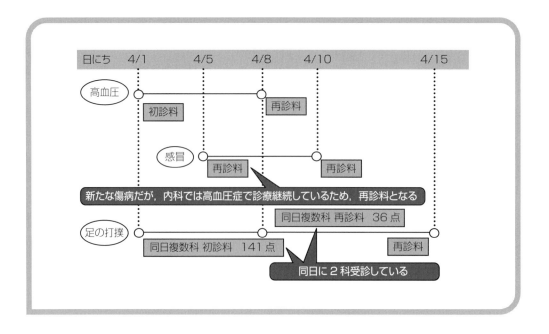

同日に受診した場合には2つ目の診療科に限り141点（Check 1に該当する医療機関の場合は104点（2015年1月1日から適用））を算定できる。

☞【初診料及び同日複数科初診に関する通知】

- 同日複数科再診，つまり同一保険医療機関において，他の傷病について別の診療科を再診として同日に受診した場合には2つ目の診療科に限り36点（Check 1の妥結率50%以下に該当する保険医療機関の場合は26点（2015年1月1日から適用））を算定できる。

☞【再診料及び同日複数科再診に関する通知】

Check 7 ●再診料と外来診療料の相違

再診の都度，診察料は算定できる。再診料と外来診療料の区別のポイントは病床区分と許可病床数である。

- 再診料……診療所及び一般病床数が200床未満の病院で2回目以降の診察をいう。
- 外来診療料……一般病床数が200床以上の病院で2回目以降の診察をいう。
- 電話再診……看護にあたっている者から電話等によって治療上の意見を求められて指示した場合にも，再診料は算定できる。又，条件があえば，時刻の加算も算定できる。ただし，外来診療料において，電話再診は算定できない。
- 紹介率と逆紹介率の算定要件を満たしていない特定機能病院，500床（許可病床）以上の地域医療支援病院及び500床以上の病院における紹介のない患者についての外来診療料は54点を算定する（2015年4月1日から施行）。
- 低妥結率の医療機関においては再診料53点，外来診療料54点を算定する（2015年1月1日から施行）。

☞【再診料算定の原則通知・外来診療料通知】

Check 8 ●外来診療料算定上の留意事項

- 外来診療料を算定する場合，外来管理加算は算定できない。
- 注意！　外来診療料には一部の検査と一部の処置が含まれ，それらの検査・処置を行っても外来診療料に包括され，別に算定することができない。
- 包括されている検査のみを行っている場合の時間外緊急院内検体検査加算は算定できない。
- 包括されている検査について，条件を満たせば外来迅速検体検査加算を算定できる。
- 包括されている検査についての判断料，採血料は算定できる。
- 包括されている処置に使用した薬剤，特定保険医療材料は算定できる。

☞【外来診療料の通知】

- 尿を被検体として生化学的検査（Ⅰ），生化学的検査（Ⅱ）に掲げる検査項目を行った場合は，外来診療料に包括されて別に算定できない。　　☞【外来診療料に関する事務連絡】

■初診・再診料共通の加算■

- 年齢による加算……6歳未満の患者が対象。
- 時刻の加算……時間外，休日，深夜，時間外加算の特例に基づく。

注意！　ファクシミリや電子メール等による再診については，時間外，休日，深夜加算等を算定できない。

- 小児（小児外科）標榜医療機関の特例……6歳未満の患者が対象。時刻の加算の時間帯を標榜時間帯にしている。
- 夜間・早朝等加算……診療所において，施設基準の届出をした医療機関のみ，規定の時間に受付を行った場合に算定できる。

■再診料のみの加算■

- 外来管理加算……診療内容により加算の算定可否が決まる（診療科に関係ない）。

注意！　2つ以上の傷病で複数科を受診した場合は，一方の科での処置・手術等を行った場合，他科の外来管理加算は算定できない。

☞【外来管理加算に関する通知】

■届け出た診療所のみに算定できる再診料の加算■

- 明細書発行体制等加算……明細書が不要であると申し出た患者にも算定できる。

☞【明細書発行体制等加算に関する事務連絡　問1】

- 時間外対応加算……電話再診の場合も，算定できる。
- 地域包括診療加算……原則として，院内処方の保険医療機関が対象だが，要件を満たす場合は院外処方においても算定できる。初診時や訪問診療，往診時，電話再診では算定できない。

《要件》

> ①調剤について，24時間対応できる薬局（「連携薬局」）と連携していること。
> ②患者の同意がある場合に限り，その他の薬局での処方も可能とする。
> 　その場合，時間外対応可能な薬局のリストを文書により提供し，説明すること。
> ③患者の受診医療機関のリストを，処方せんに添付し，薬局に対して情報提供を行うこと
> ④患者にお薬手帳を持参させ，診療録にお薬手帳のコピーを貼付すること。
> 　また，地域包括診療加算算定時の投薬内容について診療録に記載すること

注意！　要件①②については，『保険医療機関及び保険医療療養担当規則』で禁止する「特定の保険薬局への誘導」には該当しない（p.58 地域包括診療料についても同様）。

2 医学管理等

Check 1　●医療提供制について

◆たばこ対策についての施設基準◆（施設基準届出不要）

　生活習慣病，小児・呼吸器疾患患者等に対する入院基本料等加算及び医学管理等を算定する場合には，以下のように，敷地内禁煙又は屋内禁煙であることが要件である。2014年新設の地域包括診療加算は下記①〜③を満たすことが要件となる。

◆敷地内禁煙の基準◆

①当該保険医療機関の敷地内が禁煙である。

②敷地内禁煙を行っている旨を保険医療機関内の見やすい場所に掲示している。

③保険医療機関が建造物の一部分を用いて開設されている場合は，当該保険医療機関の保有又は借用している部分が禁煙である。

④緩和ケア病棟入院料，精神病棟入院基本料，特定機能病院入院基本料（精神病棟に限る），精神科救急入院料，精神科急性期治療病棟入院料，精神科救急・合併症入院料，精神療養病棟入院料を算定している病棟においては分煙でも差し支えない。

⑤分煙を行う場合は，喫煙場所から非喫煙場所にたばこの煙が流れないことを必須とし，さらに，適切な受動喫煙防止措置を講ずるよう努める。喫煙可能区域を設定した場合においては，禁煙区域と喫煙可能区域を明確に表示し，周知を図り，理解と協力を求めるとともに，喫煙可能区域に未成年者や妊婦が立ち入ることがないように，措置を講ずる。例えば，喫煙可能区域において，たばこの煙への曝露があり得ることを注意喚起するポスター等を掲示する等の措置を行う。

◆対象となる入院基本料等加算及び医学管理等◆

- 地域包括診療加算
- 地域包括診療料
- 総合入院体制加算1
- ニコチン依存症管理料

◆屋内禁煙の基準◆

①当該保険医療機関の屋内が禁煙である。

②屋内禁煙を行っている旨を保険医療機関内の見やすい場所に掲示している。

③敷地内禁煙の基準の③〜⑤を満たしている。

◆対象となる入院基本料加算及び医学管理等◆

- 総合入院体制加算2
- 乳幼児加算，幼児加算
- 超重症児（者）入院診療加算，準超重症児（者）入院診療加算
- 小児療養環境特別加算
- がん診療連携拠点病院加算
- ハイリスク妊娠管理加算
- ハイリスク分娩管理加算
- 呼吸ケアチーム加算
- 悪性腫瘍特異物質治療管理料
- 小児特定疾患カウンセリング料

- 小児科療養指導料
- 入院栄養食事指導料
- 喘息治療管理料
- 糖尿病合併症管理料
- 生活習慣病管理料
- がん治療連携計画策定料
- 外来栄養食事指導料
- 集団栄養食事指導料
- 小児悪性腫瘍患者指導管理料
- 乳幼児育児栄養指導料
- ハイリスク妊産婦共同管理料
- がん治療連携指導料

☞【厚生労働大臣の定める基準】

Check 2 ●医学管理等の原則（併算定の可否に関する項目）

以下の項目は同一月に併せて算定できない。主たるものいずれか1項目のみ算定する。

- 特定疾患療養管理料 ・ウイルス疾患指導料 ・小児特定疾患カウンセリング料
- 小児科療養指導料 ・てんかん指導料 ・難病外来指導管理料
- 皮膚科特定疾患指導管理料 ・慢性疼痛疾患管理料
- 小児悪性腫瘍患者指導管理料 ・耳鼻咽喉科特定疾患指導管理料

上記医学管理等と同一月に併せて算定できない項目。

- 在宅療養指導管理料 ・心身医学療法

☞【特掲診療料に関する通則】

特定疾患療養管理料と同一月に併せて算定できない項目。

- 心臓ペースメーカー指導管理料 ・認知症専門診断管理料 ・通院・在宅精神療法
- 移植後患者指導管理料 ・糖尿病透析予防指導管理料
- 認知症専門診断管理料 ・認知症療養指導料

Check 3 ●初診日又は退院日が，次回の算定ができるかできないかに関係する管理料・指導料

区　分	例	管理料・指導料
初診料算定日又は退院日から1か月経過した日以降に算定可能な管理料	・初診日が5/28の場合，6/28以降から算定できる ・退院日が4/10の場合，5/10以降から算定できる	・特定疾患療養管理料 ・てんかん指導料 ・難病外来指導管理料 ・皮膚科特定疾患指導管理料（Ⅰ）（Ⅱ） ・耳鼻咽喉科特定疾患指導管理料
初診料算定日の翌月又は退院日から1か月経過した日以降に算定可能な管理料	・初診日が5/28の場合，6/1以降から算定できる ・退院日が4/10の場合，5/10以降から算定できる	・小児科療養指導料 ・小児悪性腫瘍患者指導管理料
初診月は算定できない管理料		・生活習慣病管理料

■小児科（小児外科を含む）を標榜し，小児科の担当医が指導することが条件であるもの■

項　　目	患者の年齢	疾　　患	要　　件
小児特定疾患カウンセリング料	15歳未満	気分障害，神経症性障害等の患者	・小児科以外の診療科を併せて担当している場合は算定できない ・ただし，小児科とアレルギー科を併せて担当している場合は例外として算定できる
小児科療養指導料	15歳未満	脳性麻痺，先天性心疾患等の患者又は出生時の体重が1,500g未満であった6歳未満の患者	
乳幼児育児栄養指導料	3歳未満	外来初診時 ※初診料を算定後に即入院となった場合は算定できない	

■小児科（小児外科を含む）を標榜することが条件であるもの（標榜していれば他の診療科の患者も対象となる）■

項　　目	患者の年齢	疾　　患	要　　件
小児悪性腫瘍患者指導管理料	15歳未満	悪性腫瘍を主病とする	要届出
小児科外来診療料	3歳未満		3歳未満のすべての乳幼児（要届出）

■標榜診療科の規定があるもの■

項　目	標榜科	対象疾患
てんかん指導料 　　　　　　（月1回）	小児科（小児外科） 神経科 神経内科 精神科 脳神経外科 心療内科	・てんかん ・外傷性てんかん
イ　皮膚科特定疾患指導管理料（Ⅰ） 　　　　　　（月1回）	皮膚科 皮膚泌尿器科 （皮膚科及び泌尿器科） 形成外科 アレルギー科	・天疱瘡　　　・類天疱瘡 ・エリテマトーデス（紅斑性狼瘡） ・紅皮症　　・尋常性乾癬　　・掌蹠膿疱症 ・先天性魚鱗癬　　　　　　・類乾癬　　・扁平苔癬 ・結節性痒疹及びその他の痒疹（慢性型で経過が1年以上のものに限る）
ロ　皮膚科特定疾患指導管理料（Ⅱ） 　　　　　　（月1回）		・帯状疱疹　　・じんま疹 ・アトピー性皮膚炎（16歳以上の患者が罹患している場合に限る） ・尋常性白斑　　・円形脱毛症　　・脂漏性皮膚炎
耳鼻咽喉科特定疾患指導管理料 　　　　　　（月1回）	耳鼻咽喉科 （アレルギー科，気管食道科及び小児耳鼻咽喉科を併せて標榜する場合，担当する医師が同一であっても算定できる）	・15歳未満の滲出性中耳炎 　＊発症から3か月以上遷延しているもの 　＊当該管理料を算定する前の1年間において3回以上繰り返し発症しているもの

病棟薬剤師や歯科等を含むチーム医療の推進を図るべく，以下の管理料が算定できる。

◆外来緩和ケア管理料◆

対象患者	算定要件	施設基準	点　数	
がん性疼痛の症状緩和を目的として麻薬を投与しているがん患者	緩和ケアチームが外来で緩和ケアに関して必要な診療を行った場合	• 当該保険医療機関内に，以下の4名からなる専従の緩和ケアチームが設置されていること • 緩和ケア診療加算における緩和チームとの兼任でもよい 　ア　身体症状の緩和を担当する常勤医師	300点	
15歳未満の患者		イ　精神症状の緩和を担当する常勤医師 　ウ　緩和ケアの経験を有する常勤看護師 　エ　緩和ケアの経験を有する薬剤師 　＊ア，イのいずれかの医師，エの薬剤師は，緩和ケアに係る業務に関し専任であっても差し支えない	小児加算	150点

＊厚生労働大臣が定める特定地域においては，常勤の要件が緩和され150点が算定できる。

◆移植後患者指導管理料◆

対象患者	算定要件	施設基準	点　数
臓器移植後の患者 ＊入院中の患者以外	当該保険医療機関の保険医，看護師，薬剤師が共同して計画的な医学管理を継続して行った場合	• 当該保険医療機関内に，専任の①〜③により構成される臓器移植に係るチームが設置されていること ①臓器移植に係る十分な経験を有する常勤医師 ②臓器移植に係る所定の研修を修了した常勤看護師 ③臓器移植に係る十分な経験を有する常勤薬剤師	300点 （月1回に限る）
造血幹細胞移植後の患者 ＊入院中の患者以外	特定疾患療養管理料との併算定はできない	• 当該保険医療機関内に，専任の①〜③により構成される造血幹細胞移植に係るチームが設置されていること ①造血幹細胞移植に係る十分な経験を有する常勤医師 ②造血幹細胞移植に係る所定の研修を修了した常勤看護師 ③造血幹細胞移植に係る十分な経験を有する常勤薬剤師	300点 （月1回に限る）

◆糖尿病透析予防指導管理料◆

対象患者	算定要件	施設基準	評　価	点　数
ヘモグロビンA1c（HbA1c）が6.1%（JDS値）以上,6.5%（国際基準値）以上又は内服薬やインスリン製剤を使用している外来糖尿病患者であって,糖尿病性腎症第2期以上の患者（透析療法を行っている者を除く）	透析予防診療チームが透析予防に係る指導管理を行った場合 特定疾患療養管理料（B000）,外来栄養食事指導料（B001・9）,集団栄養食事指導料（B001・11）との併算定はできない	• 以下で構成される透析予防診療チームが設置されていること ア　糖尿病指導の経験を5年以上有する専任の医師 イ　糖尿病指導の経験を2年以上有する専任の看護師又は保健師* ウ　糖尿病指導の経験を5年以上有する専任の管理栄養士 *ア,イに規定する者のうち1名以上は常勤であること • 糖尿病教室等を実施していること • 1年間に当該指導管理料を算定した患者の人数,状態の変化等について報告を行うこと	• 専任の医師,当該医師の指示を受けた専任の看護師（又は保健師）及び管理栄養士（＝透析予防診療チーム）が,日本糖尿病学会の「糖尿病治療ガイド」等に基づき,患者の病期分類,食塩制限及びタンパク制限等の食事指導,運動指導,その他生活習慣に関する指導等を必要に応じて個別に実施した場合に算定できる • 指導の実施にあたっては,糖尿病性腎症のリスク要因に関する評価を行い,その結果に基づいて,指導計画を作成すること • 看護師又は保健師及び管理栄養士に対して指示を行った医師は,診療録に指示事項を記入すること • 糖尿病性腎症のリスク要因に関する評価結果,指導計画及び実施した指導内容を診療録,療養指導記録又は栄養指導記録に記載すること	350点 （月1回に限る）

* 以下のいずれかに該当すること
　①従事した経験を2年以上有し,かつ,この間に通算1,000時間以上糖尿病患者の療養指導を行った者であって,適切な研修を修了した看護師
　②糖尿病及び糖尿病性腎症の予防指導に従事した経験を5年以上有する看護師
*厚生労働大臣が定める特定地域においては,専任チームの要件が緩和され175点が算定できる。

Check 6　●コメディカルや医療機器に関する医学管理（主な項目）

■管理栄養士：栄養食事指導料■

特別食を必要とする患者に,医師の指示に基づき管理栄養士が具体的な献立を示した栄養食事指導せんを交付し,栄養指導を行った場合に以下の項目が算定できる。

- 外来栄養食事指導料（概ね15分以上）　　・入院栄養食事指導料（概ね15分以上）
- 集団栄養食事指導料（1回の指導は40分を超えるものとし,人数は15人以下を標準とする）
- ＊集団栄養食事指導料は,外来栄養食事指導料又は入院栄養食事指導料と同一日に併せて算定できる

■看護師・保健師：在宅療養指導料■

　医師の指示の下，下記の患者に看護師又は保健師が<u>個別に 30 分以上</u>療養上の指導を行った場合に，初回指導月は 2 回，以降は月 1 回に限り算定できる。

- 在宅療養指導管理料（在宅自己注射指導管理料など）を算定している患者
- 人工肛門，人工膀胱，気管カニューレ，留置カテーテル，ドレーンなどの器具を装着している患者

☞【在宅療養指導料　関連通知】

■医師又は看護師：糖尿病合併症管理料（施設基準届出）■

　外来の患者に対して，専任の医師又は当該医師の指示を受けた専任の常勤看護師が，糖尿病足病変ハイリスク要因に関する評価を行い，その結果に基づいて指導計画を作成し指導を行う場合に算定できる。

糖尿病治療及び糖尿病足病変の<u>診療経験が 5 年以上ある専任の常勤の医師</u> 1 名以上と，糖尿病足病変患者の<u>看護経験が 5 年以上ある専任の常勤看護師</u> 1 名以上（糖尿病足病変の指導に係る研修を修了した者）配置されていること

☞【糖尿病合併症管理料　施設基準】

注意！　同一月又は同一日においても他の医学管理料等及び在宅療養指導管理料は併せて算定できる。

注意！　糖尿病の診断名かつ足潰瘍，閉塞性動脈硬化症等ハイリスク要因のいずれかの診断がされている場合のみ算定でき，疑いでは算定できない。

☞【糖尿病合併症管理料　関連通知，事務連絡】

■医師・看護師・薬剤師：がん患者指導管理料（施設基準届出）■

- がん患者指導管理料 1……医師及び看護師がその他の職種と共同して診療方針等を文書により提供した場合に，1 人につき 1 回に限り算定できる。

- 緩和ケアの研修を修了した医師及び専任の看護師がそれぞれ 1 名以上配置されていること
- 専任の看護師は，5 年以上がん患者の看護に従事した経験を有し，がん患者へのカウンセリング等に係る適切な研修を修了した者であること
- 診断結果及び治療方針の説明等を行う場合には医師，看護師両者が同席し，患者の希望に応じて，患者の心理状況及びプライバシーに十分配慮した構造の個室を使用できるように備えていること

☞【がん患者指導管理料 1　施設基準】

- がん患者指導管理料 2……医師又は看護師がその他の職種と共同して心理的不安軽減のため面接を実施した場合に，1人につき6回に限り算定できる。

- 緩和ケアの研修を修了した医師及び専任の看護師がそれぞれ1名以上配置されていること
- 専任の看護師は，5年以上がん患者の看護に従事した経験を有し，がん患者へのカウンセリング等に係る適切な研修を修了した者であること
- 患者の希望に応じて，患者の心理状況及びプライバシーに十分配慮した構造の個室を使用できるように備えていること

☞【がん患者指導管理料2　施設基準】

- がん患者指導管理料 3……医師又は薬剤師がその他の職種と共同して抗悪性腫瘍剤の必要性について文書により説明した場合に，1人につき6回に限り算定できる。

- 化学療法の経験を5年以上有する医師及び専任の薬剤師がそれぞれ1名以上配置されていること
- 薬剤師は，5年以上薬剤師としての業務に従事した経験及び3年以上化学療法に係る業務に従事した経験を有し，40時間以上のがんに係る適切な研修を修了し，がん患者に対する薬剤管理指導の実績を50症例（複数のがん種であることが望ましい）以上有するものであること
- 患者の希望に応じて，患者の心理状況及びプライバシーに十分配慮した構造の個室を使用できるように備えていること

☞【がん患者指導管理料3　施設基準】

■医師及び理学療法士等：外来リハビリテーション料1及び2(施設基準届出)■
◆外来リハビリテーション診療料1◆
- リハビリテーション実施計画において，1週間に2日以上疾患別リハビリテーションを実施することとしている外来の患者に対し，包括的にリハビリテーションの指示が行われた場合に算定する。

◆外来リハビリテーション診療料2◆
- リハビリテーション実施計画において，2週間に2日以上疾患別リハビリテーションを実施することとしている外来の患者に対し，包括的にリハビリテーションの指示が行われた場合に算定する。

◆外来リハビリテーション診療料1及び2の共通事項◆
- 医師による診察を行わない場合であってもリハビリテーションを実施してよい（各々日数制限あり）。
- それぞれ規定する期間については，リハビリテーションを実施した日について初・再診料，外来診療料は算定できない。

- 毎回のリハビリテーションにあたり，リハビリテーションスタッフが十分な観察を行い，必要時に医師の診察が可能な体制をとっていること
- 毎回のリハビリテーション後にカンファレンス等で医師がリハビリテーションの効果や進捗状況を確認していること

☞【外来リハビリテーション料　施設基準】

■医師及び診療放射線技師：外来放射線照射診療料（施設基準届出）■

- 放射線治療医（放射線治療の経験を5年以上有するものに限る）が診察を行った日に算定し，算定日から7日間は医師による診察を行わない日であっても放射線照射を実施してよい。

注意！　ただし，算定日から7日間は放射線照射を実施した日について初・再診料，外来診療料は算定できない。

- 放射線照射を行うときは，当該保険医療機関に放射線治療医（放射線治療の経験を5年以上有するものに限る）が勤務していること
- 専従の看護師及び専従の診療放射線技師がそれぞれ1名以上勤務していること
- 放射線治療に係る医療機器の安全管理，保守点検及び安全使用のための精度管理を専ら担当する技術者（放射線治療の経験を5年以上有するものに限る）が1名以上勤務していること
- 緊急の合併症発生時等に放射線治療医（放射線治療の経験を5年以上有するものに限る）が対応できる連絡体制をとること

☞【外来放射線照射診療料　施設基準】

■薬剤師：薬剤管理指導料■

医師の同意を得て薬剤管理指導記録に基づき指導を行った場合に算定できる。

指導……直接服薬指導，服薬支援その他の薬学的管理指導（処方された薬剤の投与量，投与方法，投与速度，相互作用，重複投薬，配合変化，配合禁忌等の状況把握含む）のことをいう

注意！　救命救急入院料等を算定している患者のうち，意識障害等の状態にあり直接服薬指導ができない場合は，その他の薬学的管理を行うことにより算定できる。

☞【薬剤管理指導料　関連通知】

・点数は，以下の3区分に分かれる。

「1」	右欄の管理料等を算定している患者	・救命救急入院料 ・特定集中治療室管理料 ・ハイケアユニット入院医療管理料 ・脳卒中ケアユニット入院医療管理料 ・小児特定集中治療室管理料 ・新生児特定集中治療室管理料 ・総合周産期特定集中治療室管理料
「2」	「特に安全管理が必要な医薬品が投与又は注射されている患者」 ＝ 次の右欄のいずれかが投与又は注射されている患者	・抗悪性腫瘍剤　　　・免疫抑制剤 ・不整脈用剤　　　　・抗てんかん剤 ・血液凝固阻止剤（ワルファリンカリウム，チクロピジン塩酸塩，クロピドグレル硫酸塩及びシロスタゾール並びにこれらと同様の薬理作用を有する成分を含有する内服薬に限る） ・ジギタリス製剤　　　　　　　　　　　・テオフィリン製剤 ・カリウム製剤（注射薬に限る）　　　　・精神神経用剤 ・糖尿病用剤　　　・膵臓ホルモン剤　　・抗HIV薬
「3」	「1」，「2」以外の患者	

■救急救命士：救急救命管理料■

救急救命管理料の算定は，必要な指示等を行った医師の所属する保険医療機関において行う。

・患者の発生した現場に保険医療機関の救急救命士が赴いて，必要な処置を行うこと。
・救急救命士が行った処置等の費用は所定点数に含まれ算定できない。
・医師が診察をしていない場合は，救急救命管理料のみが算定でき，初診料，再診料，外来診療料は算定できない。

☞【救急救命管理料　関連通知】

■臨床工学技士：医療機器安全管理料1■

・臨床工学技士が配置されている保険医療機関において，生命維持管理装置を用いて治療を行った場合に算定できる。
・生命維持管理装置とは次のものをいう。

・人工心肺装置及び補助循環装置　　　・人工呼吸器 [*1]　　　・血液浄化装置 [*2]
・除細動装置　　　　　　　　　　　　・閉鎖式保育器

[*1] 全身麻酔の際の麻酔器は人工呼吸器に含まれない
[*2] 血液浄化装置のうち人工腎臓，自動腹膜灌流装置，血液濾過装置，血液透析濾過装置は算定対象外

・生命維持管理装置等の医療機器の管理及び保守点検を行う常勤の臨床工学技士が1名以上配置されていること。

☞【医療機器安全管理料　施設基準】

◆植込型輸液ポンプ持続注入指導管理料◆

算定要件	点　数	導入期加算
・入院中の患者以外の患者について，診察と共に投与量の確認や調節など，療養上必要な指導を行った場合 ・プログラム変更に要する費用は所定点数に含まれる	810点 （月1回に限る）	植込術を行った日から起算して3月以内の期間に行った場合，140点加算できる

■月1回算定■

　医学管理等の主な項目は月1回の算定が多い。留意が必要な項目を以下にあげる。

◆特定薬剤治療管理料◆

・抗てんかん薬を複数投与しそれぞれの血中濃度管理を行った場合は，2回（2薬剤分）まで算定できる。

・別の疾患に対し別の薬剤を投与した場合，又は同じ疾患に対して対象薬剤区分の異なる薬剤を投与した場合は，それぞれ別に算定できる。

　　例1）同一患者に，気管支喘息に対してテオフィリン製剤，心不全に対してジギタリス製剤を投与しそれぞれの血中濃度測定による治療管理を行った場合，それぞれ所定点数を算定できる。

　　例2）同一患者に，発作性上室性頻脈に対してジギタリス製剤と不整脈用剤の両方を投与し，それぞれの血中濃度測定による治療管理を行った場合，それぞれ算定し，併せて月2回算定できる。

☞【特定薬剤治療管理料　注5，関連通知】

◆外来栄養食事指導料◆

・初回の指導月は2回算定できる。その他の月は月1回しか算定できない。

・ただし，初回の指導を行った翌月に2回指導を行った場合で，初回と2回目の指導の間隔が30日以内の場合は，初回指導の翌月に2回算定できる。

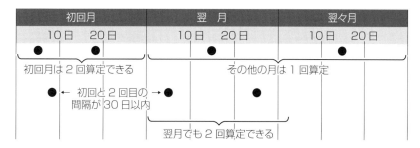

☞【外来栄養食事指導料　関連通知】

◆薬剤情報提供料◆

- 手帳を持参しなかった患者に対して，シール等薬剤の名称が記載された簡潔な文書を交付しても，手帳記載加算は算定できない。

注意！ やむを得ない理由により，薬剤の名称に関する情報を提供できない場合は，これに代えて薬剤の形状（色，剤形等）に関する情報を提供することによって算定できる。

☞【薬剤情報提供料　関連通知】

- 処方の内容に変更があれば，その都度薬剤情報提供料の算定ができる。内容の変更と認められるのは以下の場合。

処方の変更と認める場合	変更と認められない場合
• 同一薬剤であっても投与目的（期待する効能・効果）が異なる場合 • 類似する効能・効果を有する他の薬剤への変更の場合 • 何種類かの薬剤のうち1種類でも変えた場合 • 1回目に内服薬を投与し，2回目に同じ内服薬に加えて頓服薬を出した場合 • 剤形を変更した場合（錠剤→カプセルに等） • 同じ薬剤で1回当たりの服用量を変更した場合（3錠→6錠に等） • 外用薬の用法・用量を変更した場合 • 3種類の内服薬を2種類に減らした場合 • 3種類の外用薬を2種類に減らした場合 • 月の初めの初診時に「咽頭炎」で内服薬を投与し，治癒後，同月末に又「咽頭炎」で初診受診，月初めと同じ内服薬を投与した場合	• 処方日数のみの変更 （5日分を7日分に変更した場合など）

注意！ 複数科を標榜する医療機関で同一日に2科以上の診療科で処方された場合でも，算定できるのは1回のみ。

■月2回算定■
◆特定疾患療養管理料◆
- 必要やむを得ない場合に，看護にあたっている家族等を通して療養上の管理を行った場合でも算定できる。

◆小児特定疾患カウンセリング料◆
- 初回カウンセリングから2年を限度とする。

■患者1人につき1回のみ算定■
◆ウイルス疾患指導料2◆
- 同一月内にウイルス疾患指導料「1」及び「2」の双方に該当する指導が行われた場合は主たるもの一方のみ算定する。

☞【ウイルス疾患指導料　関連通知】

◆高度難聴指導管理料「ロ」◆
- 人工内耳植込術施行以外の患者に算定できる（人工内耳植込術を行った患者は月1回）。

◆がん患者指導管理料1◆

- 原則として患者1人1回に限り算定できる（B005-6及びB005-6-2を算定した保険医療機関が，それぞれ当該指導管理を実施した場合は，それぞれの保険医療機関内において算定できる）。

注意！ ただし，転移・再発を除く新たに診断された別の癌に対して行った指導管理は別に算定できる。

☞【がん患者指導管理料　関連通知】

◆がん治療連携管理料◆

- 他の保険医療機関等から紹介された外来患者に対して，化学療法又は放射線治療を行った場合に算定する。

☞【がん治療連携管理料　注】

◆臍ヘルニア圧迫指導管理料◆
◆介護保険リハビリテーション移行支援料◆
◆認知症専門診断管理料1◆
◆肝炎インターフェロン治療計画料◆

■入院中1回算定■

◆肺血栓塞栓症予防管理料◆
◆リンパ浮腫指導管理料◆

- 入院中に1度算定した患者が，退院後（退院月又はその翌月）に再度指導した場合は，さらにもう1回算定できる〔B005-6の注1に基づいた治療を担う他の保険医療機関（当該患者についてB005-6-2を算定した場合に限る）で当該指導を実施した医療機関においてのみ算定する〕。
- 他院で手術が行われる場合の指導は算定できない。

☞【リンパ浮腫指導管理料　注2，事務連絡】

◆退院時共同指導料1，2◆

- 末期の悪性腫瘍等別に厚生労働大臣が定めた患者は入院中2回算定できる。

◆ハイリスク妊産婦共同管理料（Ⅰ）（Ⅱ）◆
◆退院前訪問指導料◆

- 入院後14日以内と退院前にそれぞれ訪問指導を行った場合は2回算定できる。
- 上記2回分とも退院日に算定する。

☞【退院前訪問指導料　関連通知】

■その他，留意が必要な項目■

3か月に1回算定	・認知症専門診断管理料2
4か月に1回算定	・心臓ペースメーカー指導管理料イ
入院中2回算定	・入院栄養食事指導料 （＊ただし1週間に1回を限度とする） ・介護支援連携指導料
入院中週1回，月4回まで算定	・薬剤管理指導料（＊ただし算定日の間隔を6日以上とする）
転院時又は退院時に1回算定	・地域連携診療計画管理料
退院時に1回算定	・退院時リハビリテーション指導料 ・退院時薬剤情報管理指導料 ＊入院期間が通算される再入院がある場合は，初回入院時の退院日のみ算定できる．再入院時の退院日には算定できない ☞【退院時薬剤情報管理指導料 関連通知】
初診時のみ算定	・院内トリアージ実施料 ・夜間休日救急搬送医学管理料
患者1人につき6回限り算定	・がん患者指導管理料2，3 （＊ただし「3」においては薬剤管理指導料と算定日の間隔を6日以上とする）

Check 9 ●包括点数の項目

◆地域包括診療料（施設基準届出）◆

以下の要件で算定できる。

- 許可病床数200床未満の病院又は診療所である届出医療機関。
- 脂質異常症，高血圧症，糖尿病又は認知症のうち2以上の疾患を有する外来患者
- 患者の同意を得て，療養上な必要な指導及び診療を行った場合

注意！ 初診時や訪問診療，往診時は算定できない。

地域包括診療料（医学管理等）と地域包括診療加算（再診料）はどちらか一方に限り届出することができる。

地域包括診療料（月1回に限り算定）	
包括範囲	下記以外は包括とする。 ①（再診料の）時間外加算，休日加算，深夜加算，時間外特例加算，夜間・早朝等加算 ②地域連携小児夜間・休日診療料，診療情報提供料（Ⅱ） ③在宅医療に係る点数（訪問診療料，在医総管，特医総管を除く） ④薬剤料（処方料，処方せん料を除く） ⑤患者の病状の急性増悪時に実施した検査，画像診断及び処置に係る費用のうち，所定点数が550点以上のもの なお，当該点数は患者の状態に応じて月ごとに算定することとし，算定しなかった月については包括されない。

◆慢性維持透析患者外来医学管理料◆

安定した状態にある慢性維持透析患者……透析導入後3か月以上経過し，定期的に透析を必要とする外来患者をいう。

透析導入後3か月目が月の途中である場合は，その翌月から算定する。

- 包括されている検査に係る判断料は別に算定できない。
- 包括されている検査について時間外緊急院内検査加算，外来迅速検体検査加算等，通則，款，注に規定する加算は算定できない。
- 同一月に入院と外来が混在する場合，又は人工腎臓と自己腹膜灌流療法を併施している場合は算定できない。
- 包括されている胸部単純撮影に関連する以下の項目は別に算定できる。

> - 画像診断（胸部単純撮影）のフィルム代
> - 画像診断管理加算1
> - 電子画像管理加算
> - 時間外緊急院内画像診断加算
> - 撮影料の新生児・乳幼児加算

◆小児科外来診療料◆

届け出を行った医療機関において，外来の3歳未満の患者すべてについて算定できる。

ただし，在宅療養指導管理料を算定している患者及びパリビズマブを投与している患者（投与当日のみ）は算定対象とはならない。

- 電話再診の場合は通常の再診料を算定する。
- 同日再診があった場合も1日につき1回のみ算定する。
- 同じ月に処方せんを交付する日としない日があった場合は，すべて「1. 処方せんを交付する場合」で算定する。
- ただし「1」を算定している場合であっても，夜間緊急等やむを得ず院内投薬を行う場合は「2」で算定できる。その場合は，理由を診療報酬明細書の摘要欄に記載する。
- 3歳の誕生日の月に，誕生日前に受診して小児科外来診療料を算定した場合は，その月は誕生日以降の受診も小児科外来診療料で算定する。

◆手術前医学管理料◆

- 硬膜外麻酔，脊椎麻酔，閉鎖循環式全身麻酔を行った場合に算定できる。

注意！　手術前1週間に包括されている検査・画像診断の項目をいずれも行わなかった場合は算定しない。「手術を行う前1週間以内に行ったもの」とは，手術の前日を起算日として1週間前の日から手術当日の手術実施前までに行ったものをいう。

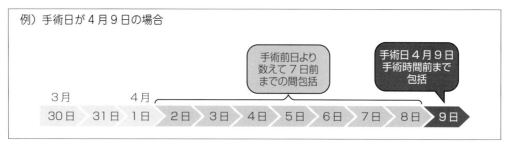

例）手術日が4月9日の場合

- 当管理料を算定した月に血液学的検査判断料，生化学的検査（Ⅰ）判断料，免疫学的検査判断料は別に算定できない。
- 同じ患者が，月をまたいで1週間以内に該当する手術を2回以上行った場合は，最初の手術の際のみ当管理料を算定し，2回目の手術の際は行った検査や画像診断の点数をそのまま算定する。

◆手術後医学管理料◆

- 入院日から10日以内に閉鎖循環式全身麻酔に伴う手術が行われ，手術後必要な医学管理が行われた場合に手術の翌日から3日間，算定できる。

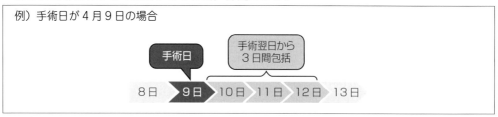

例）手術日が4月9日の場合

- 救命救急入院料，特定集中治療室管理料の届出をしている医療機関では算定できない。
- 当管理料を算定した月に尿・糞便等検査判断料，血液学的検査判断料，生化学的検査（Ⅰ）判断料は別に算定できない。ただし，当管理料を算定する3日間が月をまたぐ場合は，最初の月は算定できないが，翌月はそれらの判断料を算定できる。
- 同一医療機関で，同じ月に当管理料を算定する患者としない患者が混在してはならない。

☞【手術後医学管理料　関連通知】

◆生活習慣病管理料◆

以下の要件で算定できる。

- 許可病床数が200床未満の病院・診療所
- 脂質異常症・高血圧症・糖尿病を主病とする患者
- 総合的な治療計画に基づき，服薬・運動・栄養等の指導を行った場合

- 糖尿病を主病とする場合にあっては，在宅自己注射指導管理料を算定しているときは算定できない。

注意！　高血圧症，脂質異常症を主病とする生活習慣病管理料を算定する患者について，糖尿病に対する在宅自己注射指導管理料は併せて算定できる。

☞【生活習慣病管理料　注1，（参考）】

- 生活習慣病管理料を算定する月は生活習慣に係る療養計画書を交付することとされているが，内容に変更がないときは交付しなくてもよい。ただし，その場合でも4か月に1回以上は交付しなければならない。
- 同一の医療機関で対象疾患を主病とする患者について，生活習慣病管理料を算定する者としない者が混在してもよい。
- 同じ月に処方せんを交付する日としない日があった場合には，当該月の算定は「1. 処方せんを交付する場合」で算定する。
- 当該保険医療機関において院内処方を行わない場合は，「1. 処方せんを交付する場合」で算定する。

☞【生活習慣病管理料　関連通知】

3 在宅医療

Check 1　●同一日に併せて算定できない項目

同一の患者に同一日に，下記の項目は併せて算定できない。

- 往診料*　　・在宅患者訪問診療料　　・在宅患者訪問看護・指導料
- 同一建物居住者訪問看護・指導料
- 在宅患者訪問リハビリテーション指導管理料　　・在宅患者訪問薬剤管理指導料
- 在宅患者訪問栄養食事指導料　　・精神科訪問看護・指導料

* 在宅患者訪問診療等を行った後に病状の急変等により往診を行った場合は算定できる。

Check 2　●往診料，在宅患者訪問診療料の原則と留意点

■往診料の原則と留意点■
- 往診……患家の求めに応じて患家に赴き診療を行うことをいう。
- 同一患家において2人以上の患者を診療した場合は，1人目の患者のみ往診料を算定し，2人目以降は初・再診料と特掲診療料のみ算定する。
- 緊急往診加算の対象となる緊急の場合とは，急性心筋梗塞，脳血管障害，急性腹症等が予想される場合をいう。

■訪問診療の原則と留意点■
- 訪問診療……定期的，計画的に患家に赴き診療を行うことをいう。
- 同一建物に該当する場合であっても，そこに居住する患者1人のみに対して訪問診療を行う場合は，「同一建物居住者以外の場合」の所定点数で算定する。

- 同一患家において2人以上の患者を診療（同居する同一世帯の複数の患者等）した場合は，1人目のみ「同一建物居住者以外の場合」を算定し，2人目以降は初・再診料と特掲診療料のみ算定する。
- 同一建物で，2以上の患家を訪問診療した場合は，訪問診療を行った患者全員に対して「同一建物居住者の場合」を算定する。
- 同一建物居住者に対し午前と午後の2回に分けて訪問診療を行う場合でも，それぞれの患者に対して「同一建物居住者の場合」を算定する。
- 同じマンションに同一医療機関の別の保険医がそれぞれ別の患者を訪問診療した場合，どちらも「同一建物居住者以外の場合」で算定する（1医療機関につき，医師は3名まで）。
- 往診を実施した患者，末期の悪性腫瘍と診断後，訪問診療開始から60日以内の患者，死亡日からさかのぼって30日以内の患者は，「同一建物居住者の場合」から除外される。
- 初診の日には算定できない。

■往診・訪問診療に共通の原則■

- 往診，訪問診療等，在宅患者診療・指導料に際して要した交通費は患家が負担する。
- 自家用車の費用は交通費に含まれるが，自転車・スクーター等は含まれない。

☞【往診料　関連通知】

- 緊急の場合は訪問診療料を算定せず，往診料と再診料を算定する。
- 往診料を算定した翌日までに行った訪問診療の費用は算定しない。

☞【在宅患者訪問診療料　関連通知】

■在宅療養支援診療所（「在支診」），在宅療養支援病院（「在支病」）■

- 「在宅療養支援診療所」……地域における退院患者の在宅療養提供に主たる責任を有する診療所として，24時間の往診・訪問看護が可能な体制を整え，在宅看取り数を地方厚生局長等に定期的に報告している，などの要件を満たしている診療所をいう。
- 「在宅療養支援病院」……許可病床数が200床未満の病院又は半径4km以内に診療所が存在しない病院については，24時間の往診，訪問看護が可能な体制等の要件を満たせば在宅療養支援診療所と同様の評価が行われる。
- 「機能強化型」在支診，在支病
    - ①常勤医師3名以上　　②過去1年間の緊急往診実績10件以上
    - ③過去1年間の在宅看取り実績4件以上
- ＊複数の医療機関が連携して①の要件満たす場合には，それぞれが以下の要件を満たしていること。
    - ●過去1年間の緊急往診実績4件以上　　●過去1年間の在宅看取り実績2件以上

Check 3 ●算定回数，算定日数に限度のあるもの

◆**在宅患者訪問診療料**◆
◆**在宅患者訪問看護・指導料**◆
◆**同一建物居住者訪問看護・指導料**◆ ⎫
厚生労働大臣が定めた
下記の疾患患者以外は
週3日を限度とする。

・厚生労働大臣が定める疾病とは以下のものである。

・末期の悪性腫瘍	・多発性硬化症	・重症筋無力症
・スモン	・筋萎縮性側索硬化症	・脊髄小脳変性症
・ハンチントン病	・進行性筋ジストロフィー	・パーキンソン病関連疾患
・多系統萎縮症	・プリオン病	・亜急性硬化性全脳炎
・ライソゾーム病	・副腎白質ジストロフィー	・脊髄性筋萎縮症
・球脊髄性筋萎縮症	・慢性炎症性脱髄性多発神経炎	・後天性免疫不全症候群
・頸髄損傷	・人工呼吸器を使用している患者	

◆**在宅患者訪問点滴注射管理指導料**◆
・訪問看護を実施している患者に，必要があって看護師等が週3日以上の点滴注射を行った場合（医師が行ったものは含まれない）に，<u>週1回</u>に限り算定できる。
・週3日以上点滴を実施できなかった場合は算定できないが，使用した分の薬剤料は算定できる。

◆**在宅患者訪問リハビリテーション指導管理料**◆
・患者1人につき<u>週6単位</u>（20分以上で1単位），退院日から起算して3か月以内は<u>週12単位</u>に限り算定できる。

◆**訪問看護指示料**◆
・患者1人につき<u>月1回</u>に限り算定できる。
・同一月に1人の患者に複数の訪問看護ステーションに対して指示書を交付した場合でも1月1回を限度とする。

◆**介護職員等喀痰吸引等指示料**◆
・患者の選定する介護保険事業者（規定あり）や研修を修了した教員が配置された特別支援学校等に対して介護職員等喀痰吸引等指示書を交付した場合に，患者1人につき<u>3月に1回</u>に限り算定できる。

◆**在宅患者訪問薬剤管理指導料**◆
・「1」と「2」を合わせて<u>月4回</u>に限り算定できる（末期の悪性腫瘍の患者及び中心静脈栄養法の対象患者は週2回かつ月8回）。ただし，薬剤師1人につき1日5回を限度とする。

◆**在宅患者訪問栄養食事指導料**◆
・特別食を必要とする患者に対して，食事計画案又は栄養食事指導せんを交付するとともに，調理を介して実技を伴った指導を30分以上行った場合に<u>月2回</u>に限り算定できる。

☞【各項目　関連通知】

◆在宅自己注射指導管理料◆

注射薬剤	対象疾患・患者・留意事項
性腺刺激ホルモン製剤	• 在宅における排卵誘発を目的とする性腺刺激ホルモン製剤を用いた治療については算定できない **注意！** ただし，性腺刺激ホルモン製剤に含まれるフォリトロピンベータ製剤（遺伝子組換えヒト卵胞刺激ホルモン製剤）を「視床下部-下垂体機能障害に伴う無排卵及び希発排卵における排卵誘発」の治療のために投与した場合，又はホリトロピンアルファ製剤（遺伝子組換えヒト排卵刺激ホルモン製剤）を「視床下部-下垂体機能障害又は多嚢胞性卵巣症候群に伴う無排卵及び希発排卵における排卵誘発」の治療のために投与した場合に限っては，在宅自己注射指導管理料を算定できる
インターフェロンベータ製剤	• 多発性硬化症に対して用いた場合に限り算定できる
インターフェロンアルファ製剤	• C型慢性肝炎，B型慢性活動性肝炎において，ウイルス血症の改善のために単独で用いた場合に限り算定する。ペグインターフェロンアルファ製剤については算定できない
エタネルセプト製剤	• 既存治療で効果不十分な関節リウマチ又は多関節に活動性を有する若年性特発性関節炎に対して用いた場合に限り算定できる
グリチルリチン酸モノアンモニウム・グリシン・L-システイン塩酸塩配合剤	• 慢性肝疾患に対して用い，静脈内投与について十分な経験を有する患者に対して行った場合に算定できる
顆粒球コロニー形成刺激因子製剤	• 再生不良性貧血，先天性好中球減少症の患者に対して用いた場合に限り算定できる
アドレナリン製剤	• 蜂毒，食物及び毒物等に起因するアナフィラキシーの既往のある患者又はアナフィラキシーを発現する危険性の高い患者に対して，定量自動注射器を緊急補助的治療として用いた場合に限り算定できる
トシリズマブ製剤 アバタセプト製剤	• 皮下注射により用いた場合に限り算定できる

■その他の指導管理料の対象疾患・患者■

指導管理料	対象疾患・患者・留意事項
在宅小児低血糖症患者指導管理料	• 12歳未満の小児低血糖症の患者で，薬物療法，経管栄養法，手術療法を行っている者又はそれらの終了後6月以内の者
在宅妊娠糖尿病患者指導管理料	• 妊娠中の糖尿病患者
在宅自己腹膜灌流指導管理料	• 在宅自己連続携行式腹膜灌流を行っている患者

指導管理料	対象疾患・患者・留意事項	
在宅血液透析指導管理料	• 届出医療機関において在宅血液透析を行っている患者	
在宅酸素療法指導管理料	チアノーゼ型先天性心疾患	• ファロー四徴症，大血管転位症，三尖弁閉鎖症，総動脈幹症，単心室症などをさす
	その他の場合	• 高度慢性呼吸不全例，肺高血圧症，慢性心不全のうち安定した病態にある退院患者及び手術待機の患者をいう
在宅中心静脈栄養法指導管理料	• 腸管大量切除例又は腸管機能不全例等の患者で，中心静脈栄養以外に栄養維持が困難な者が対象	
在宅成分栄養経管栄養法指導管理料	• 経口摂取ができない患者又は著しく困難な患者 • 単なる流動食による鼻腔栄養は該当しない	
在宅小児経管栄養法指導管理料	• 経口摂取が著しく困難な 15 歳未満の患者又は 15 歳以上で経口摂取が著しく困難な状態が 15 歳未満から継続している体重が 20kg 未満の患者	
在宅自己導尿指導管理料	• 「神経因性膀胱，下部尿路通過障害（前立腺肥大症，前立腺癌，膀胱頸部硬化症，尿道狭窄症等），腸管を利用した尿リザーバー造設術の術後」の患者のうち，残尿を伴う排尿困難を有する者	
在宅人工呼吸指導管理料	• 睡眠時無呼吸症候群の患者は対象外 • 人工呼吸装置は患者に貸与し，装置に必要な附属品等の費用は別に算定できない	
在宅持続陽圧呼吸療法指導管理料	• 睡眠時無呼吸症候群であって一定の基準に該当する患者 ＊持続陽圧呼吸療法装置は患者に貸与し，装置に必要な附属品等の費用は別に算定できない	
在宅悪性腫瘍患者指導管理料	• 悪性腫瘍の鎮痛療法又は化学療法を行っている末期の悪性腫瘍患者 ＊在宅悪性腫瘍指導管理料を算定する月は，外来で行う抗悪性腫瘍剤局所持続注入の費用及び外来化学療法加算は算定できない	
在宅悪性腫瘍患者共同指導管理料	• C108 を算定する患者に対し，他の保険医療機関と連携して同一日に当該患者に対する悪性腫瘍の鎮痛療法又は化学療法に関する指導を行った場合に算定する	
在宅寝たきり患者処置指導管理料	• 対象となる処置とは，以下のものをいう 　• 創傷処置（気管内ディスポーザブルカテーテル交換を含む） 　• 皮膚科軟膏処置　　　　　• 留置カテーテル設置　• 膀胱洗浄 　• 導尿（尿道拡張を要するもの）• 鼻腔栄養 　• ストーマ処置　　　　　　• 喀痰吸引　　　　　　• 介達牽引 　• 消炎鎮痛等処置 ＊原則として医師が患家に訪問して指導管理を行った場合に算定するが，例外として，寝たきりの状態にある患者が家族等に付き添われて来院した場合にも算定できる	
在宅自己疼痛管理指導管理料	• 疼痛除去のため植込型脳・脊髄電気刺激装置を植え込んだ後に，在宅において自己疼痛管理を行っている難治性慢性疼痛の患者	
在宅振戦等刺激装置治療指導管理料	• 振戦等除去のため植込型脳・脊髄刺激装置を植え込んだ後に，在宅において，自らが送信器を用いて治療を実施している患者	

指導管理料	対象疾患・患者・留意事項
在宅迷走神経電気刺激治療指導管理料	• てんかん治療のために植込型迷走神経刺激装置を植え込んだ後に，在宅において，自らがマグネット等を用いて治療を実施している患者
在宅仙骨神経刺激療法指導管理料	• 便失禁のコントロールのため植込型仙骨神経刺激装置を植え込んだ後に，在宅において自己による便失禁管理を行っている患者
在宅肺高血圧症患者指導管理料	• 携帯型精密輸液ポンプを用いてプロスタグランジン I_2 製剤を自ら投与する肺高血圧症の患者
在宅気管切開患者指導管理料	• 気管切開を行っている患者
在宅難治性皮膚疾患処置指導管理料	• 皮膚科又は形成外科の担当医が表皮水疱症及び水疱型先天性魚鱗癬様紅皮症患者に皮膚処置の指導管理を行った場合に算定できる
在宅植込型補助人工心臓(拍動流型)指導管理料	• 植込型補助人工心臓（拍動流型）を使用している患者 ＊K604 植込型補助人工心臓（拍動流型）に係る届出医療機関のみ算定
在宅植込型補助人工心臓（非拍動流型）指導管理料	• 植込型補助人工心臓（非拍動流型）を使用している患者 ＊K604-2 植込型補助人工心臓（非拍動流型）に係る届出医療機関のみ算定

☞【各項目　関連通知】

Check 5　●在宅療養指導管理材料加算の算定要件

• 在宅療養指導管理材料加算は，在宅療養指導管理料を算定するか否かにかかわらず別に算定できる。

• 同一医療機関において2つ以上の在宅療養指導管理を行っている場合，指導管理の点数は主たるもののみ算定するが，在宅療養指導管理材料加算及び薬剤，特定保険医療材料の費用はそれぞれ算定できる。

☞【在宅療養指導管理材料加算に関する通則】

◆材料加算の主な項目と要件◆

材料加算の項目	要　件
血糖自己測定器加算	• 血糖試験紙，固定化酵素電極，穿刺器，穿刺針，測定機器を患者に給付又は貸与した場合の費用 • その他血糖自己測定に係るすべての費用は加算点数に含まれる
	• インスリン製剤又はヒトソマトメジンC製剤を2月分処方していれば1月に2回，3月分以上処方していれば1月に3回加算することができる
注入器加算	• 注入器を処方した月に限って加算でき，前月以前に処方したもの等を単に使用しているだけの月は加算できない • 針付き一体型の製剤を処方した場合には加算できない

材料加算の項目	要　件
間歇注入シリンジポンプ加算	• インスリン又は性腺刺激ホルモン放出ホルモン剤を間歇的かつ自動的に注入するポンプを処方した場合に2月に2回に限り加算する
持続血糖測定器加算	• 届出医療機関において持続血糖測定器を使用した場合に加算する • 同一月に間歇注入シリンジポンプ加算と併せて算定できない
注入器用注射針加算	• 「1」の加算は「糖尿病等で1日概ね4回以上自己注射が必要な場合」及び「血友病で自己注射が必要な場合」に加算できる • 針付き一体型の製剤又は針無圧力注射器を処方した場合は加算できない
透析液供給装置加算	• 透析液供給装置は患者1人に1台貸与し，逆浸透を用いた水処理装置・前処理のためのフィルターの費用を含む
酸素ボンベ加算	• チアノーゼ型先天性心疾患の患者には加算できない • 携帯用酸素ボンベは概ね1,500L以下の詰め替え可能なものが対象となり，使い捨てのものは加算できない • 同月に同一患者に携帯用を除く酸素ボンベと酸素濃縮装置，設置型液化酸素装置を併用した場合，又は携帯用酸素ボンベと携帯型液化酸素装置を併用した場合は，併せて2月に2回に限り加算する • 2月に2回に限り加算する
酸素濃縮装置加算	• チアノーゼ型先天性心疾患の患者には加算できない • 2月に2回に限り加算する
液化酸素装置加算	• チアノーゼ型先天性心疾患の患者には加算できない • 設置型液化酸素装置……20〜50Lの内容積のものをいう • 携帯型液化酸素装置1L前後の内容積のものをいう • 使用した酸素の費用，流量計，加湿器，チューブ等の費用は加算点数に含まれる • 設置型液化酸素装置の加算と携帯型液化酸素装置の加算は併せて加算できるが，それぞれ2月に2回に限り加算する • 2月に2回加算できる
呼吸同調式デマンドバルブ加算	• 呼吸同調式デマンドバルブを携帯用酸素供給装置と鼻カニューレとの間に装着して使用した場合に加算できる • 2月に2回に限り加算する
在宅経管栄養法用栄養管セット加算	• 在宅経管栄養法用栄養管セット加算と注入ポンプ加算は併せて加算できるがそれぞれ月1回に限り加算する
経鼻的持続陽圧呼吸療法用治療器加算	• 2月に2回に限り加算する
携帯型ディスポーザブル注入ポンプ加算	• 外来で抗悪性腫瘍剤の注射を行い，携帯型ディスポーザブル注入ポンプなどを用いて，その後も連続して自宅で抗悪性腫瘍剤の注入を行う場合は加算できない
携帯型精密輸液ポンプ加算	• カセット，延長チューブその他必要なすべての機器等の費用が含まれる
排痰補助装置加算	• 筋ジストロフィー，筋萎縮性側索硬化症等に罹患している神経筋疾患等の患者が対象

☞【各加算　関連通知】

4 投　　薬

◆向精神薬多剤投与の場合◆

- 当該保険医療機関において，1回の処方において，抗精神薬多剤投与（抗不安薬3種類以上，睡眠薬3種類以上，抗うつ薬4種類以上又は抗精神病薬4種類以上投与）した場合

項　目	点　数
処方料	20点
薬剤料	所定点数の80/100
処方せん料	30点

※種類数は「一般名」で計算する。

ただし，以下の場合は通常の点数で算定する。

除外対象	診療報酬明細書の摘要欄記載内容
・初めて受診した日に，他医療機関ですでに向精神薬多剤投与されている場合の連続した6ヶ月間	・向精神薬多剤投与に該当するが，上記点数を算定しない理由 ・当該保険医療機関の初診日
・向精神薬多剤に該当しない期間が1ヶ月以上継続しており，薬剤の切り替えが必要であり，既に投与されている薬剤と新しく導入する薬剤を一時的に併用する場合の連続した3ヶ月間（年2回まで）	・向精神薬多剤投与に該当するが上記点数を算定しない理由 ・薬剤の切り替えの開始日，切り替え対象となる薬剤名及び新しく導入する薬剤名
・臨時投与（連続する投与期間が2週間以内又は14回以内のもの）した場合	・向精神薬多剤投与に該当するが上記点数を算定しない理由 ・臨時の投与の開始日
・抗うつ薬又は抗精神病薬に限り，精神科の診療に係る経験を十分に有する医師が処方した場合	・向精神薬多剤投与該当するが上記点数を算定しない理由

◆向精神薬以外の多剤投与の場合◆

- 外来において，1処方につき7種類以上の内服薬の投与を行った場合

項目	点数
処方料	29点
薬剤料	所定点数の90/100
処方せん料	40点

※①処方料，処方せん料については以下のものを除外する。

　　・臨時の投薬で2週間以内のもの　　・A001 注12　地域包括診療加算を算定するもの

②薬剤料については以下のものを除外する。

- 臨時の投薬で2週間以内のもの
- A001 注12　地域包括診療加算を算定するもの
- B001-2-9　地域包括診療料を算定するもの

Check 2 ●調剤料・処方料・処方せん料の留意点

- 麻毒加算，年齢加算，抗悪性腫瘍剤処方管理加算（要届出）がある。詳細は以下のとおり。

◆調剤料，処方料，処方せん料における加算◆

項　目		外　来	入　院
麻薬・向精神薬・覚せい剤原料・毒薬の投与に係る加算	調剤料	＋1（1処方につき）	＋1　（1日につき）
	処方料	＋1（1処方につき）	処方料は外来のみ算定できる。入院時の加算はない

☞【調剤料及び処方料　注】

項　目		点　数	算定要件
3歳未満の年齢加算	処方料 処方せん料	＋3	1処方につき加算できる ＊処方料，処方せん料は外来のみ算定できる。入院時の年齢加算はない
抗悪性腫瘍剤処方管理加算（要届出）	処方料 処方せん料	＋70	許可病床数が200床以上の病院において，治療の開始にあたり投薬の必要性，危険性について文書により説明を行い，抗悪性腫瘍剤に係る処方せんを交付した場合に算定できる

☞【処方料及び処方せん料　注】

<届出条件>
- 5年以上化学療法の経験がある専任の常勤医師が1名以上勤務している200床以上の病院

☞【抗悪性腫瘍剤処方管理加算　施設基準】
- 抗悪性腫瘍剤投与の外来患者に月1回70点の加算ができる
- 抗悪性腫瘍剤投与の必要性，副作用，用法・用量等について文書で説明（文書は患者に提供していなくても，算定できる）
- 治療開始時に説明等を行って患者が十分に理解していれば，翌月以降の説明の必要はない。ただし，治療内容に変更があった場合は改めて説明が必要

☞【抗悪性腫瘍剤処方管理加算　関連通知・事務連絡】

項　目		点　数	算定要件
一般的名称による処方せん交付の加算	処方せん料	＋2	処方せんの交付1回につき加算できる ＊1品目でも一般名処方されていれば加算できる

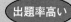

Check 3 ●特定疾患処方管理加算とその留意点　　　　　　　　　　　　　　出題率高い

　処方料・処方せん料において特定疾患処方管理の加算ができる。算定要件，留意点は以下のとおり。

◆特定疾患処方管理加算◆

略　語	点　数	対象薬剤
「特処」	18 点 （月 2 回限度）	・内服薬においては 28 日未満の投薬が行われた場合 ・屯服薬，外用薬のみでもよい ・特定疾患を主病としている患者であれば，特定疾患以外の薬剤を処方した場合でも加算できる
「特処長」	65 点 （月 1 回のみ）	・特定疾患に対する薬剤を 28 日以上処方した場合 ・隔日投与であっても処方期間が 28 日以上であれば 65 点を算定できる ・特定疾患に対する処方であれば，外用薬であっても 65 点を算定できる

注意！
- 特定疾患処方管理加算は診療所及び許可病床数が 200 床未満の病院のみ算定できる。
- 「B000 特定疾患療養管理料」を算定できる対象疾患を主病とする外来患者であること。
- 初診月も算定できる。
- 同一月に特処と特処長は併せて算定できない。

☞【特定疾患処方管理加算　算定の原則　通知・事務連絡】

Check 4 ●処方せん料の算定の留意点

- 入院中の患者以外に治療目的以外でうがい薬のみを投薬した場合は算定できない。

☞【調剤料，処方料，薬剤料，処方せん料，調剤技術基本料算定の原則　通知】

- 一人の患者に対して，同一日に院内処方と院外処方（処方せん交付）を併せて行うことは原則認められない。
- 注射器・注射針のみを処方せんで投与することは認められない。
- 複数の診療科で異なる医師が処方した場合は，それぞれ処方せん料を算定できる。

☞【処方せん料算定の原則　通知】

- 処方せん料を算定した月は，別の日に院内投薬を行った場合でも調剤技術基本料を算定できない。

☞【調剤技術基本料　注 1・算定の原則　通知】

- 入院中に投与された薬剤について，薬剤料は入院実日数を超えて算定できる。退院時の投薬についても，退院後に服用する薬剤の薬剤料も含めて入院分として算定できる。
- 翌月分も含めて投与された薬剤の薬剤料は，投与された月の診療分として算定する。

☞【投薬　通則・通知】

- 入院中に投与された薬剤について，調剤料は入院実日数を超えて算定できない。

☞【調剤料算定の原則　通知】

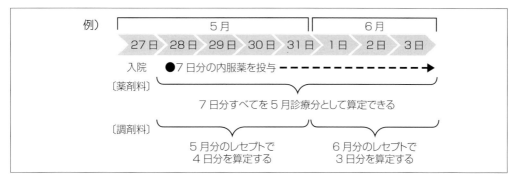

- 外来で投与された薬剤を入院中も服用する場合の薬剤料は，外来診療分として算定する。

☞【投薬　通則・通知】

- 外泊期間中は調剤料を算定できない。

☞【調剤料算定の原則　通知】

Check 6　●ビタミン製剤の算定の留意点

- 入院で食事を提供されている患者及び外来患者に対して投与された場合は，次の場合を除き算定できない。
- 算定できるケース

- 悪性貧血のビタミン B_{12} 欠乏等疾患の原因がビタミンの欠乏又は代謝障害であることが明らかであり，かつ必要なビタミンを食事より摂取することが困難な場合
- 妊産婦，乳幼児，手術後，高カロリー輸液療法実施中等であり，ビタミンの摂取が不十分であると診断された場合
- 疾患の原因がビタミンの欠乏又は代謝障害であることが推定され，かつ必要なビタミンを食事より摂取することが困難な場合
- 一分がゆ，三分がゆ，五分がゆを食べている場合
- 無菌食，フェニールケトン尿症食，楓糖尿症食，ホモシスチン尿症食，ガラクトース血症食を食べている場合

☞【薬剤料　注5・ビタミン剤の算定の原則　通知】

- 投薬時における薬剤の容器は，原則として医療機関から患者へ貸与する。

注意❗　患者が希望すれば実費を徴収して容器を交付することはできるが，患者が容器を返したときは，再使用できるものについては実費を返金しなければいけない。

- 再使用できない薬剤の容器については，患者に容器代を負担させることはできない。
- 投与した薬剤を患者の過失により紛失したために再交付する場合は，天変地異などやむを得ない場合を除いて，その薬剤の費用は患者の負担とする。

☞【投薬　通則・通知】

5 注　　射

◆注射料に掲げられていない注射◆

- 簡単な注射の場合は使用した薬剤料のみ算定する。　　　　　　　　☞【注射通則7】
- 注射に伴って行った反応試験の費用は，別に算定できない。　　　　☞【注射通則8】

◆処置に掲げる所定点数を算定する注射◆

- 胸腔注入⇒ J008 胸腔穿刺　　　　　・前房注射⇒ J087 前房穿刺又は注射
- 副鼻腔注入⇒ J105 副鼻腔洗浄又は吸引
- 気管支カテーテル薬液注入法⇒ J023 気管支カテーテル薬液注入法

☞【注射通則7】

◆皮内・皮下及び筋肉内注射に準ずる注射◆

- 涙のう内薬液注入 *　　　　・鼓室内薬液注入　　　　・局所・病巣内薬剤注入
- 子宮腔部注射　　　　　　　・咽頭注射　　　　　　　・軟口蓋注射
- 口蓋ヒヤリー氏点の注射　　・腱鞘周囲注射　　　　　・血液注射

* 涙のう内薬液注入については，両眼にそれぞれ異なる薬剤を使用した場合は片眼ごとに所定点数を算定する。

☞【皮内，皮下及び筋肉内注射　関連通知】

- 皮内・皮下及び筋肉内注射と静脈内注射の手技料は，外来のみ1回につき算定できる。
- 入院の場合は，各項目1日の薬剤料を合算し薬剤料のみ算定できる。

☞【皮内皮下及び筋肉内注射，静脈内注射　関連通知】

- 「1日につき」で算定できるもの。

- 動脈注射
- 肝動脈塞栓を伴う抗悪性腫瘍剤肝動脈内注入
- 植込型カテーテルによる中心静脈注射
- 抗悪性腫瘍剤局所持続注入
- 点滴注射　・中心静脈注射

- カフ型緊急時ブラッドアクセス用留置カテーテル挿入の材料料と手技料は1週間に1回を限度として算定できる。

☞【カフ型緊急時ブラッドアクセス用留置カテーテル挿入　関連通知】

- 結膜下注射，硝子体内注射を両眼に行った場合は，片眼ごとにそれぞれ所定点数を算定できる。

☞【結膜下注射，硝子体内注射　関連通知】

Check 3　●注射実施料の加算

注射実施料が算定できない場合は，下記加算点数は算定できない。

- 生物学的製剤注射加算（＋15）……対象注射薬：トキソイド，ワクチン，抗毒素等
- 精密持続点滴注射加算（1日につき＋80）……自動輸液ポンプを用いて1時間に30mL以下の速度で注入した場合に算定できる

　　＊算定できる薬剤
　　　・1歳未満：注入する薬剤の種類に係らない
　　　・1歳以上：緩徐に注入する必要のあるカテコールアミン，βブロッカー等の薬剤
- 麻薬加算（＋5）……麻薬を使用した場合の加算

注意！　結膜下注射，眼球注射の際に使用された麻薬について，麻薬加算は算定できない。

☞【結膜下注射　関連通知】

◆外来化学療法加算1，2◆

・外来患者に限り，化学療法に係る専用室で抗悪性腫瘍剤等が投与された場合に算定できる。

・外来化学療法加算「A」と「B」，15歳以上と15歳未満で点数が異なる。

◆外来化学療法加算Aの算定留意点◆

・薬効分類上の腫瘍用薬を，静脈内注射，動脈注射，点滴注射，中心静脈注射など，G000皮内，皮下及び筋肉内注射以外によって投与した場合に算定する。

・C101在宅自己注射指導管理料は算定できない。

注意 在宅で注射による抗悪性腫瘍剤の注入が必要で，自ら鎮痛療法又は化学療法を実施した場合，在宅悪性腫瘍患者指導管理料を算定する。

主に在宅において行う場合は在宅悪性腫瘍患者指導管理料を算定し，主に外来で行う場合は外来化学療法加算で算定する。

療　法	対象薬剤
鎮痛療法	・ブプレノルフィン製剤　・モルヒネ塩酸塩製剤　・フェンタニルクエン酸塩製剤 ・複方オキシコドン製剤　・フルルビプロフェンアキセチル製剤
化学療法	・抗悪性腫瘍剤　・インターフェロンアルファ製剤（多発性骨髄腫，慢性骨髄性白血病，ヘアリー細胞白血病，腎癌の患者に対して注射）

◆外来化学療法加算Bの算定留意点◆

・以下の表に掲げるいずれかをG000皮内，皮下及び筋肉注射以外によって投与した場合に算定する。

・C101在宅自己注射指導管理料は算定できない。

インフリキシマブ製剤		トシリズマブ製剤	アバタセプト製剤
・関節リウマチ ・ベーチェット病 ・潰瘍性大腸炎 ・関節症性乾癬 ・乾癬性紅皮症	・クローン病 ・強直性脊椎炎 ・尋常性乾癬 ・膿疱性乾癬	・関節リウマチ ・多関節に活動性を有する若年性特発性関節炎 ・全身型若年性特発性関節炎 ・キャッスルマン病	・関節リウマチ

注意 外来化学療法加算「A」及び「B」の在宅自己注射指導管理料との併算定不可については，同一薬剤が対象となり，使用薬剤が異なる場合にはそれぞれ算定可能となる。

◆外来化学療法加算1，2に係る施設基準◆

施設基準「1」「2」の規定の相違に要注意！　下記の資格者が勤務しているかどうかがポイントとなる。

外来化学療法加算1*	外来化学療法加算2
• 化学療法の経験5年以上の専任の常勤医師	• 医師の規定はなし
• 化学療法の経験5年以上の専任の常勤看護師	• 化学療法の経験を有する専任の常勤看護師
• 化学療法に係る調剤の経験5年以上の専任の常勤薬剤師	• 当該化学療法につき専任の常勤薬剤師

*「1」については，届出医療機関内での承認委員会で登録されたレジメン（治療内容）を用いて治療を行った場合のみ算定できる。

◆無菌製剤処理料1，2に係る施設基準（病院のみ届出可）◆

下記の施設基準を満たし，無菌環境において無菌化した器具を用いて製剤処理を常勤の薬剤師が行うとともに，その都度記録を整備し保管しておくこと。

- • 2名以上の常勤の薬剤師がいる
- • 無菌室・クリーンベンチ又は安全キャビネットを備えていること
- • 無菌製剤処理を行うための専用の部屋（内法による測定で5m²以上）を有する（経過措置，2015年4月1日から施行）

☞【無菌製剤処理料 関連通知】

◆無菌製剤処理料1，2の算定対象者の相違◆

無菌製剤処理料1	無菌製剤処理料2
●細胞毒性を有する抗悪性腫瘍剤 ＊算定にあたり上記製剤を使う際の注射実施料 • 動脈注射 • 抗悪性腫瘍剤局所持続注入 • 肝動脈塞栓を伴う抗悪性腫瘍剤肝動脈内注入 • 点滴注射 ＊「イ」の（1）に規定する揮発性の高い薬剤とは，次に掲げる成分を含有する製剤 ア イホスファミド イ シクロホスファミド ウ ベンダムスチン塩酸塩	●製剤の規定なし ＊算定は①もしくは②に該当する患者 ①動脈注射もしくは点滴注射が行われる入院患者であって，以下のア～ウのいずれかに該当 ア 無菌治療室管理加算を算定する患者 イ HIV感染者療養特別加算を算定する患者 ウ 上記ア又はイに準ずる患者 ②中心静脈注射又は植込型カテーテルによる中心静脈注射が行われている患者

Check 5 ●注射料における算定留意事項

◆併算定できないもの◆

- 静脈内注射，点滴注射，中心静脈注射，植込型カテーテルによる中心静脈注射は同一日に併算定できない。主たるものの所定点数のみ算定する。

◆算定できないもの◆

- 点滴注射，中心静脈注射，植込型カテーテルによる中心静脈注射の回路に係る費用，穿刺部位のガーゼ交換等の処置料・材料料。

- 人工腎臓の回路より行った場合の注射の費用。
- 抗悪性腫瘍剤局所持続注入を行う際のポンプの費用，カテーテル等の材料の費用。
- 中心静脈注射用カテーテル挿入に係る抜去の費用。

◆算定できるもの◆

- 抗悪性腫瘍剤注入用肝動脈塞栓材の使用量を決定する目的で，塞栓材のみを注入する場合……必要性が高い場合に限り，月1回に限り算定できる。

☞【肝動脈塞栓を伴う抗悪性腫瘍剤肝動脈内注入　関連通知】

- 中心静脈注射により高カロリー輸液を行っている場合でも必要に応じて食事療養，生活療養を行った場合……食事の費用を別に算定できる。

☞【中心静脈注射　関連通知】

◆【中心静脈注射用カテーテル挿入　関連通知の算定】により算定できるもの◆

- 中心静脈圧測定の目的でカテーテルを挿入した場合……中心静脈注射用カテーテル挿入に準じて算定する。
- 中心静脈注射と中心静脈圧測定を同一の回路から同時に行った場合……どちらか一方のみを算定する。
- 中心静脈注射と中心静脈圧測定を別の回路から別のカテーテルを用いて行った場合……それぞれの材料料と手技料を算定できる。
- カテーテルの詰まりなどによりカテーテルを交換する場合……材料料，手技料をその都度算定できる。
- カテーテル挿入時の局所麻酔の費用……局所麻酔の手技料は算定できない。使用した薬剤は算定できる。
- カフ型[*]以外の緊急時ブラッドアクセス用留置カテーテル挿入の手技料……中心静脈注射用カテーテル挿入に準じて算定できる。

    [*]カフ型は別途 G 005-4 カフ型緊急時ブラッドアクセス用留置カテーテル挿入の手技料により算定する。

6 処　　置

Check 1　●同一日に併せて算定できない項目

同一患者に同一日に，下記にある2種以上の処置を行った場合は，主たるもののみ算定する。

- 喀痰吸引
- 内視鏡下気管支分泌物吸引
- 干渉低周波去痰器による喀痰排出
- 間歇的陽圧吸入法
- 鼻マスク式補助換気法
- インキュベーター
- 人工呼吸
- 持続陽圧呼吸法
- 間歇的強制呼吸法

- 気管内洗浄（気管支ファイバースコピーを使用した場合を含む）
- 体外式陰圧人工呼吸器治療　　　　　　　　・高気圧酸素治療
- ネブライザー又は超音波ネブライザー

☞【処置の通知】

Check 2　●基本診療料に含まれる項目

処置料に掲げられていない下記の処置については，基本診療料に含まれ，別に算定できない。

- 浣腸　　　・注腸　　　・点耳　　　・簡単な耳垢栓除去　　　・吸入
- 100cm^2 未満の第1度熱傷に対する熱傷処置　　　　　　・鼻洗浄
- 100cm^2 未満の皮膚科軟膏処置　　　・狭い範囲の湿布処置　　　・洗眼　　　・点眼

☞【処置　通則3　関連通知】

Check 3　●処置料に算定できる加算

◆年齢の加算◆
各処置料の項目ごとに対象年齢と加算点数が異なるので留意する。

◆時刻の加算◆
実施した処置料の所定点数により加算が異なるので留意する。

加　算	点　数	算定要件
時間外加算1	所定点数× 1.8	・要施設基準届出　処置の所定点数1,000点以上
休日加算1	所定点数× 2.6	・入院患者に対しての休日加算「1」と深夜加算「1」は，病状の急変により緊急処置実施の場合に算定する
深夜加算1		
時間外加算2	所定点数× 1.4	・処置の所定点数150点以上
休日加算2	所定点数× 1.8	・外来患者のみ算定できる（引き続き入院の場合も算定できる）
深夜加算2		

注意 夜間早朝等加算を算定した場合は対象とならない。

- 「1日につき」とある処置を午前0時前に開始し午前0時以降に終了した場合は，初日のみ加算し，午前0時以降の2日目には算定できない。
- 加算対象となる「所定点数」とは，各処置の「注」の加算，ギプス料のプラスチック加算，乳幼児加算を合計した点数である。

☞【処置　通則5　関連通知】

• 手術当日に，手術（自己血貯血を除く）に関連して行う（ギプスを除く）処置の点数は術前，術後にかかわらず算定できない。

算定できないものの例	算定できるものの例	（関連しないので）算定できるものの例
胃切除術（単純切除）と同日施行のドレーン法，創傷処置	骨折非観血的整復術（上腕）と同日施行の上肢ギプス包帯	創傷処理（大腿部）と同日施行のネブライザー

☞【手術　通則1　関連通知】

Check 5　●外来・入院，診療所・病院で算定できる点数や加算の違い

■外来でのみ算定できる項目■

• 100cm² 未満の創傷処置，熱傷処置，重度褥瘡処置

注意！　上記については，入院中の患者については，手術日から起算して14日を限度として算定する。

• 爪甲除去（麻酔を要しないもの）
• 局所陰圧閉鎖処置（入院外）
• 睫毛抜去　1　少数の場合
• 耳処置
• 耳管処置1，2
• 鼻処置
• 口腔・咽頭処置
• 間接喉頭鏡下喉頭処置

• 穿刺排膿後薬液注入
• ストーマ処置
• 皮膚科光線療法　1　赤外線又は紫外線療法
• 干渉低周波による膀胱等刺激法
• 腟洗浄
• 眼処置
• 義眼処置
• ネブライザー

■入院でのみ算定できる項目■

◆長期療養患者褥瘡等処置◆

注意！　入院期間が1年を超える患者に対して褥瘡処置を行った場合「1日につき1回」算定できる。

◆精神病棟等長期療養患者褥瘡等処置◆

注意！　結核病棟又は精神病棟に1年を超えて入院している患者に100cm² 以上3,000cm² 未満の創傷処置，皮膚科軟膏処置，ドレーン法を行った場合に算定できる。

◆局所陰圧閉鎖処置（入院）◆

注意！　部位数にかかわらず，「1日につき」算定する。

◆熱傷温浴療法◆

注意！　受傷後60日以内に行われたものについて算定する。

■診療所において，外来でのみ算定できる項目■

◆消炎鎮痛等処置　3 湿布処置◆

注意！　半肢の大部，頭部，頸部及び顔面の大部以上の大きさの場合のみ算定できる。

■年齢の加算が算定できる項目■

年　齢	項　目
新生児	非還納性ヘルニア徒手整復法
3歳未満	・ドレーン法　　　　　　　　　　　　　　・持続的胸腔ドレナージ（開始日） ・胃持続ドレナージ（開始日）　　　　　・持続的腹腔ドレナージ ・高位浣腸，高圧浣腸，洗腸　　　　　　・非還納性ヘルニア徒手整復法 ・胃洗浄　　　　　　　　　　　　　　　・皮膚レーザー照射療法（一連につき） ・関節穿刺　　　　　　　　　　　　　　・鋼線等による直達牽引（2日目以降） ・J122四肢ギプス包帯〜J129-4治療装具採型法
6歳未満	・創傷処置（6,000cm² 以上）　　・熱傷処置（3,000cm² 以上） ・脳室穿刺　　　　　　　　　　　・後頭下穿刺　　　・頸椎，胸椎又は腰椎穿刺 ・胸腔穿刺　　　　　　　　　　　・腹腔穿刺　　　　・骨髄穿刺 ・腎嚢胞又は水腎症穿刺　　　　　・リンパ管腫局所注入 ・喀痰吸引　　　　　　　　　　　・干渉低周波去痰器による喀痰排出 ・腹膜灌流（30日目まで）　　　・ストーマ処置　　・救命のための気管内挿管 ・気管内洗浄　　　　　　　　　　・耳垢栓塞除去（複雑なもの）

Check 6　●算定回数（1日につき，1回につき），算定日数に制限のあるもの

◆「1日につき」算定できる項目◆

- 創傷処置（手術後の患者のみ）　　　　・腹膜灌流　　　　・重度褥瘡処置
- 新生児高ビリルビン血症に対する光線療法　　　　・長期療養患者褥瘡等処置
- 精神病棟等長期療養患者褥瘡等処置　　　　　　　・ストーマ処置
- 空洞切開術後ヨードホルムガーゼ処置
- 体表面ペーシング法又は食道ペーシング法　　　　・ドレーン法
- 局所陰圧閉鎖処置（入院）（入院外）　・人工呼吸（5時間を超えた場合）
- 喀痰吸引　　　　　　　　　　　　　　・カウンターショック
- 内視鏡下気管支分泌吸引　　　　　　　・気管内洗浄
- 干渉低周波去痰器による喀痰排出　　　・ショックパンツ
- 酸素吸入　　　　　　　　　　　　　　・熱傷温浴療法
- 突発性難聴に対する酸素療法　　　　　・皮膚科光線療法
- 酸素テント　　　　　　　　　　　　　・膀胱洗浄
- 間歇的陽圧吸入法　　　　　　　　　　・後部尿道洗浄（ウルツマン）
- 鼻マスク式補助換気法　　　　　　　　・間歇的導尿
- 体外式陰圧人工呼吸器治療　　　　　　・タイダール自動膀胱洗浄

- 高気圧酸素治療
- インキュベーター
- 鉄の肺
- 人工腎臓
- 持続緩徐式血液濾過
- 血漿交換療法
- 局所灌流
- 吸着式血液浄化法
- 血球成分除去療法
- 肛門処置
- 冷却痔処置
- 超音波ネブライザー
- 鋼線等による直達牽引
- 介達牽引
- 矯正固定
- 変形機械矯正術
- 消炎鎮痛等処置
- 腰部又は胸部固定帯固定
- 低出力レーザー照射
- 鼻腔栄養

◆算定日数に制限があるもの◆

- 創傷処置1（入院患者で術後の場合）   ・持続緩徐式血液濾過
- 熱傷処置   ・血漿交換療法（疾患による）
- 重度褥瘡処置   ・血球成分除去療法（疾患による）
- 人工腎臓   ・熱傷温浴療法   ・冷却痔処置

7 手術・輸血・麻酔

Check 1 ●手術料に含まれる項目

手術に伴って行われた下記の費用は，術前術後を問わず手術料の所定点数に含まれ別に算定できない。

- 検査の第4節診断穿刺・検体採取
- 手術当日に手術に関連して行う処置（ギプスを除く）
- 注射の手技料

＊自己血貯血は，上記ルールに該当しない。

＊内視鏡を用いた手術を行う場合，これに伴う内視鏡検査は別に算定できない。

手術にあたって使用される下記の費用は，手術の所定点数に含まれ別に算定できない。

- 通常使用される保険医療材料〔チューブ・縫合糸等（特殊縫合糸を含む）〕
- ガーゼ，脱脂綿等の衛生材料
- 外皮用殺菌剤
- 1回の手術に使用される総量価格が15円以下の薬剤

☞【手術　通則1, 2　関連通知】

◆体重及び年齢の加算◆

年　齢	点　数	算定要件
手術時体重が 1,500 g 未満の児	所定点数× 5	該当手術のみ
新生児（手術時体重が 1,500 g 未満の児を除く）	所定点数× 4	
乳幼児（3 歳未満）	所定点数× 2	K 618 中心静脈注射用植込型カテーテル設置を除く
幼児（3 歳以上 6 歳未満）	所定点数× 1.5	

注意！　年齢及び体重の加算については，輸血・手術医療機器等加算・薬剤料及び特定保険医療材料料は対象とならない。

◆時刻の加算◆

加　算	点　数	算定要件
時間外加算 1	所定点数× 1.8	・要施設基準届出 ・入院患者に対しての休日加算「1」と深夜加算「1」は，病状の急変により緊急手術実施の場合に算定する
休日加算 1	所定点数× 2.6	
深夜加算 1		
時間外加算 2	所定点数× 1.4	・外来患者のみ算定できる （引き続き入院の場合も算定できる）
休日加算 2	所定点数× 1.8	
深夜加算 2		

注意！　初・再診から手術の開始時間までの間が8時間以内である場合（入院手続きの後の場合も含む）は，時間外・休日・深夜加算は算定できる。

注意！　手術開始時間とは，執刀時刻をいう。

◆頚部郭清術を行った場合の加算◆

・該当する手術が行われた場合のみ算定できる。

注意！　悪性腫瘍に対する手術において，頚部郭清術及びリンパ節群郭清術「2」は特に規定する場合を除き，手術料の所定点数に含まれ別に算定できない。

◆感染症等の加算◆

下記の感染症に罹患している患者に対して手術が行われた場合に算定できる。

・HIV 抗体陽性の患者に対して行われた観血的手術〔エイズ患者（発病者）でなくても可〕
・MRSA 感染症患者
・B 型肝炎感染症患者（HBs 又は HBe 抗原陽性の者）
・C 型肝炎感染患者（HCV 抗体価陽性の者）
・結核患者

｝閉鎖循環式全身麻酔，硬膜外麻酔，脊椎麻酔を伴う手術を行った場合に算定できる

＊感染症の加算については，同一日に複数の手術を行った場合は，主たる手術についてのみ加算する。

☞【手術　通則　各関連通知】

下記の手術以外の手術については，対称器官に対して行われた場合，左右それぞれに対して手術料が算定できる。

- 先天性股関節脱臼非観血的整復術（両側）
- 萎縮性鼻炎手術（両側）
- 精管切断，切除術（両側）
- 子宮附属器癒着剝離術（両側）
- 子宮附属器腫瘍摘出術（両側）
- 子宮附属器悪性腫瘍手術（両側）等

☞【手術　通則 13　関連通知】

Check 4　●同一手術野又は同一病巣に対して行われる 2 以上の手術に係る留意点

同一手術野に対して 2 以上の手術が行われた場合は，下記の点に注意する。

◆それぞれの手術の所定点数を算定する場合◆

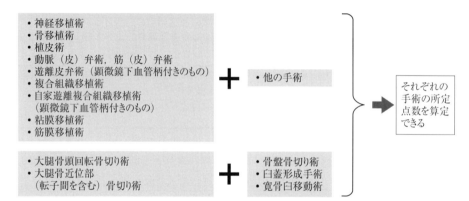

注意！　相互に関連のない 2 手術を同時に行った場合は，それぞれの手術料が算定できる。

注意！　遠隔部位の 2 手術を同時に行った場合は，それぞれの手術料が算定できる。

注意！　通常行う手術の到達方法又は皮切及び手術部位が異なる場合は，それぞれの手術料が算定できる。

◆指に対する手術◆

注意！　指の本数ごとに手術料が算定できるものがあるので注意する。

◆複数手術に係る費用の特例◆

複数手術に係る費用の特例として，定められた以下の手術又は，告示の複数手術に係る費用の特例；別表第 1（点数本参照）に掲げられている手術を同時に 2 つ以上施行した場合は，主たる手術の所定点数に従たる手術の所定点数の 50/100 の点数を合算して算定できる。

- 横隔膜縫合術
- 経皮的大動脈遮断術
- 腸間膜損傷手術
- 胃縫合術（大網充填術又は被覆術を含む）
- 胃切除術
- 胆嚢摘出術
- 肝縫合術
- 肝切除術
- 膵破裂縫合術

- 脾縫合術（部分切除を含む）
- 脾摘出術
- 破裂腸管縫合術
- 人工肛門造設術
- 腎破裂縫合術
- 腎部分切除術
- 尿管尿管吻合術
- 膀胱破裂閉鎖術

☞【手術　通則 14　関連通知】

Check 5　●施設基準のある手術

- 標榜科，標榜医の配置，医師の経験年数，術者としての経験症例数等を施設基準とするものがあるので注意する。
- 施設基準の届出を行っていない医療機関が当該手術を実施した場合には，手術料，特定保険医療材料等手術に要した費用はすべて算定できない。
- 1歳未満の乳児のみが対象となる手術の施設基準にも注意する。

☞【手術　通則 4，5，6　関連通知】

Check 6　●手術医療機器等加算

◆手術医療機器等加算◆

項　目	算定要件
脊髄誘発電位測定等加算	• 神経モニタリングについては本区分で算定する • 規定の手術を行った場合に算定する
超音波凝固切開装置等加算	• 胸腔鏡下もしくは腹腔鏡下による手術又は悪性腫瘍等に係る手術にあたって，使用した場合に算定する
創外固定器加算	• 規定の手術に対して使用した場合に算定する
イオントフォレーゼ加算	• 規定の手術を行った場合に算定する • 麻酔料は別に算定できない
副鼻腔手術用内視鏡加算	• 規定の手術にあたって，内視鏡を使用した場合に算定する
副鼻腔手術用骨軟部組織切除機器加算	• 規定の手術にあたって使用した場合に算定する
止血用加熱凝固切開装置加算	• 規定の手術にあたって使用した場合に算定する

項　目	算定要件
自動縫合器加算（加算限度個数あり）	・加算限度個数のない手術 ・1個〜6個限度の手術　があるので留意
自動吻合器加算（加算限度個数あり）	・1個限度の手術 ・2個限度の手術　があるので留意
微小血管自動縫合器加算（2個を限度として）	・四肢〔手，足，指（手，足）を含む〕以外の部位に対して規定の手術にあたって使用した場合に算定する ・微小血管自動縫合器用カートリッジは使用した分算定できる
心拍動下冠動脈，大動脈バイパス移植術用機器加算	・K552-2に掲げる手術にあたって使用した場合に算定する
体外衝撃波消耗性電極加算（一連の手術について1回）	・規定の手術にあたって使用した場合に算定する ・消耗性電極とは，1回又は2回以上の使用により消耗し，交換が必要になる電極をいう

項目		算定要件
画像等手術支援加算	1　ナビゲーションによるもの	・規定の手術にあたって支援した場合に算定する 【ナビゲーションによるものとは】 手術前又は手術中に得た画像を三次元に構築し，手術の過程において，3次元画像と術野の位置関係をリアルタイムにコンピューター上で処理することで，手術を補助する目的で用いることをいう
	2　実物大臓器立体モデルによるもの	・規定の手術にあたって支援した場合に算定する 【実物大臓器立体モデルによるものとは】 手術前に得た画像等により作成された実物大臓器立体モデルを，手術を補助する目的で用いることをいう
	3　患者適合型手術支援ガイドによるもの	・規定の手術にあたって支援した場合に算定する 【患者適合型手術支援ガイドによるものとは】 手術前に得た画像等により作成された実物大の患者適合型手術支援ガイドとして薬事法の承認を得ている医療機器を，人工膝関節置換術又は再置換術を補助する目的で用いることをいう
術中血管等抽出撮影加算		・手術にあたって，血管や腫瘍等を確認するために薬剤を用い血管撮影を行った場合に算定する
人工肛門・人工膀胱造設術前処置加算		・要施設基準届出。規定の手術を行うにあたり，手術前に療養上の必要性を踏まえ，人工肛門又は人工膀胱を設置する位置を決めた場合に算定する
内視鏡手術用支援機器加算		・K843の手術にあたって，ダビンチSを使用した場合のみ算定する
胃瘻造設時嚥下機能評価加算		・K664の手術にあたって，嚥下機能評価等を実施した場合に算定する。施設基準届出医療機関以外は80/100で算定

☞【手術医療機器等加算　各関連通知】

◆輸血料の算定単位◆

- 自家採血輸血，保存血輸血，自己血輸血とも 200mL を単位とする。

注意！　6 歳未満の患者については，体重により換算するため注意する（自己血輸血と自己
血貯血のみ）。

◆血液量等の考え方◆

- 自家採血輸血の血液量……採血を行った量ではなく，実際に輸血を行った 1 日当たりの量を
いう。

- 保存血輸血の注入量……1 日における保存血及び血液成分製剤（自家製造したものを除く）
の実際に注入した総量又は原材料として用いた血液の総量のうち，いずれか少ない量をいう。

注意！　自家採血輸血及び保存血液輸血における「1 回目」とは，一連の輸血における最初
の 200mL をいう。

◆その他の留意事項◆

- 輸血と補液を同時に行った場合は，輸血の量と補液の量は別々に算定する。
- 血小板濃厚液の注入は保存血液輸血により算定し，血漿成分製剤（新鮮液状血漿，新鮮凍結
血漿等）は注射の部において算定する。

☞【輸血料　各関連通知】

種　類	留意点
・骨髄内輸血 ・血管露出術	手術と同日は算定できない
・HLA 型適合クラスⅡ（DR，DQ，DP）	
・血液交叉試験 ・間接クームス検査	供血者及び血液バッグごと
・ABO 式及び Rh 式	
・不規則抗体検査	原則月 1 回，頻回に輸血の場合は 1 週間に 1 回
・6 歳未満の年齢の加算	
・HLA 型適合クラスⅠ（A，B，C）	

＊不規則抗体検査を 1 週間に 1 回を限度として算定できる頻回に輸血を行う場合とは，週 1
回以上，当該月で 3 週以上にわたり行われるものをいう。

☞【輸血料　各関連通知】

Check 9 ●輸血管理料の算定

輸血管理料の算定対象となる血液製剤等の種類は以下のものである。

- ・赤血球濃厚液（浮遊液を含む）　　・血小板濃厚液
- ・自己血の輸血　　　　　　　　　　・新鮮凍結血漿
- ・アルブミン製剤の輸注

注意!　輸血管理料は施設基準の届出が必要なため，要件にも注意する。

☞【輸血管理料　通知】

Check 10 ●麻酔料における留意点

- ・同一の目的のために2以上の麻酔を行った場合の麻酔料及び神経ブロック料は，主たる麻酔の所定点数のみ算定する。
- ・麻酔料に掲げられていない下記の麻酔の費用は，使用された薬剤料のみ算定する。
  - ・表面麻酔　　　　・浸潤麻酔　　　　・簡単な伝達麻酔

注意!　検査，画像診断，処置，手術にあたって麻酔が前処置，局所麻酔のみ行われる場合は麻酔の手技料は算定できないが，薬剤料は算定できる。

☞【麻酔　通則4，6　関連通知】

Check 11 ●麻酔料に算定できる加算の種類

◆**年齢の加算**◆

下記を対象に加算がある。

- ・未熟児（出生時体重が2,500g未満であって，生後90日以内）
- ・新生児（生後28日未満）　　・1歳未満の乳児　　・1歳以上3歳未満の幼児

◆**時刻の加算**◆

- ・時間外・休日・深夜・時間外加算の特例がある。

注意!　夜間早朝等加算を算定した場合は対象とならない。

注意!　入院中の患者に対する時間外加算は算定できない。

☞【麻酔　通則2，3　関連通知】

種　類	算定要件・留意事項
迷もう麻酔	• 実施時間が 10 分未満の吸入麻酔，ガス麻酔器を使用する 10 分未満の麻酔をいう
静脈麻酔	• 静脈注射用麻酔剤を用いた全身麻酔をいう **注意！** 「短時間のもの」とは実施時間が 10 分未満の場合である **注意！** 「十分な体制で行われる長時間のもの」とは，マスク又は気管内挿管による閉鎖循環式全身麻酔以外の静脈麻酔が，10 分以上行われた場合に算定できる **注意！** 「十分な体制で行われる長時間のもの（複雑な場合）」とは，常勤の麻酔科医が専従で実施した場合に算定できる
硬膜外麻酔	• 硬膜外腔に局所麻酔剤を注入した時点を開始時間とし，当該検査，画像診断，処置又は手術の終了した時点を終了時間とする
硬膜外麻酔後における局所麻酔剤の持続的注入	• 自動注入ポンプを用いて 1 時間に 10mL 以下の速度で局所麻酔剤を注入するものをいう
上・下肢伝達麻酔	• 上肢伝達麻酔は，腕神経叢の麻酔を行った場合に算定できる • 下肢伝達麻酔は，少なくとも坐骨神経及び大腿神経の麻酔を行った場合に算定できる
球後麻酔及び顔面・頭頸部の伝達麻酔	• 球後麻酔と顔面伝達麻酔を同時に行った場合は，主たるもののみ算定できる
開放点滴式全身麻酔	• ガス麻酔器を使用する 10 分以上 20 分未満の麻酔をいう
マスク又は気管内挿管による閉鎖循環式全身麻酔	• ガス麻酔器を使用する閉鎖式・半閉鎖式等の全身麻酔を 20 分以上実施したものをいう • 実施時間は患者に閉鎖循環式全身麻酔器を接続した時点を開始時間とし，離脱した時点を終了時間とする
低体温療法	• 心肺蘇生後の患者に対し，直腸温 35℃以下で 12 時間以上維持した場合に，開始日から 3 日間に限り算定できる • 重度脳障害患者への治療は算定対象とならない
経皮的体温調節療法	• 集中治療室等において，くも膜下出血，頭部外傷又は熱中症による急性重症脳障害を伴う発熱患者に対して，中心静脈留置型経皮的体温調節装置を用いて体温調節を行った場合に，一連につき 1 回に限り算定できる

☞【麻酔　各関連通知】

◆加算ができる項目◆

- 使用した酸素の加算
- 術中経食道心エコー連続監視加算
- 硬膜外麻酔加算
- 臓器移植術加算

◆所定点数に含まれるもの◆

- ソーダライム等の二酸化炭素吸着剤
- 同一日の呼吸心拍監視・新生児心拍・呼吸監視，カルジオスコープ（ハートスコープ），カルジオタコスコープ
- 深部体温を含む体温測定
- 同一日の経皮的動脈血酸素飽和度測定，終末呼気炭酸ガス濃度測定

注意 「麻酔が困難な患者」の対象となる疾病や患者の状態に注意する。

☞【**マスク又は気管内挿管による閉鎖循環式全身麻酔　関連通知**】

Check 14　●麻酔管理料の算定要件

- 麻酔管理料（Ⅰ）及び（Ⅱ）の施設基準に留意する。
- 麻酔管理料（Ⅰ）及び（Ⅱ）の対象となる麻酔の種類

　・硬膜外麻酔　　・脊椎麻酔　　・マスク又は気管内挿管による閉鎖循環式全身麻酔

注意 （Ⅰ）を算定するにあたり，帝王切開術を行う際に硬膜外麻酔又は脊椎麻酔を施行した場合は，所定点数に加算できる点数がある。

注意 麻酔管理料（Ⅰ）（Ⅱ）を同一患者に併せて算定できないが，異なる患者にそれぞれ算定することはできる。

☞【**麻酔管理料　関連通知**】

Check 15　●神経ブロック料の留意点

併算定については，下記の項目について特に注意する。
- 同一名称の神経ブロックを複数か所に行った場合は主たるもののみ算定する。
- 2種類以上の神経ブロックを行った場合においても，主たるもののみ算定する。
- 同一日に神経ブロックと同時に行われたトリガーポイント注射，神経幹内注射については部位にかかわらず算定できない。
- トリガーポイント注射と神経幹内注射は同時に算定できない。

注意 神経ブロックに先立って行われるエックス線透視，造影等の費用は別に算定できない。

☞【**神経ブロック料　関連通知**】

8 検　査

◆【検査費用の算定】◆

検査の費用は，各区分の所定点数により算定する。ただし，検査にあたって患者から検体を穿刺又は採取した場合は，所定点数を合算した点数により算定する。

検査の費用で算定できるもの	検査の費用で算定できないもの	
・患者に施用した薬剤 ・特定保険医療材料	・試薬 ・試験管等の材料費	・デッキグラス ・患者の衣類等

☞【検査　通則1　関連通知】

◆対称器官の検査に係る費用の算定◆

・検査料の末尾に（片側）と記したものを除き，両側行った場合も片側だけ行った場合も所定点数を算定する。

例）D264 精密眼圧測定を両側に施行した場合……左右併せて82点を算定する。

　　D259 精密視野検査（片側）を両側に施行した場合……左右それぞれ38点を算定する。

☞【検査　通則5】

◆同一検体に係る検査◆

・定性検査，半定量検査及び定量検査のうち2項目以上施行→主たる検査料（定量）のみ算定できる。

◆定性又は定量の明示がない検査◆

・定量検査を行った場合にのみ所定点数を算定できる。

注意❗　定性，定量の明示がない検査は定量検査として扱う。

例）HBs抗原（定性・半定量）とHBs抗原を併せて施行した場合……HBs抗原88点のみ算定する。

◆【検査料の一般的事項　関連通知】に係る項目の点数と算定要件◆

項　目	点　数	算定要件	対象検査
時間外緊急院内検査加算（1日につき） ＊同一日に2回以上時間外等に診療を行い，その都度緊急の検体検査を行った場合でも「1日につき1回」	＋200	・時間外等に入院中以外の患者に対し，必要上から緊急に院内の機器を用いて検体検査を実施した場合に算定できる ・外来迅速検体検査加算は同一日に別に算定できない	

項　目	点　数	算定要件	対象検査
外来迅速検体検査加算(5項目を限度) ＊同一日に２回以上その都度迅速に検体検査を行った場合でも「１日につき５項目を限度」とする	＋10	・外来患者に対して，初診又は再診時に検体検査を行い，対象の検体検査項目について同日内に検査結果を文書で交付した際に，各項目の所定点数にそれぞれ加算できる ・外来診療料に包括される検査についても算定可能。外来診療料に含まれる検査とそれ以外の検査の双方について加算する場合も，併せて５項目を限度とする	・ D000　U-検 ・ D002　U-沈渣（鏡検法） ・ D003　7　糞便中ヘモグロビン ・ D005　1　ESR，5　末梢血液一般，9　HbA1c ・ D006　2　PT 　　11　フィブリン・フィブリノゲン分解産物（FDP）定性，フィブリン・フィブリノゲン分解産物（FDP）半定量，フィブリン・フィブリノゲン分解産物（FDP）定量 　　19　Dダイマー ・ D007　T-BIL，TP，Alb，BUN，クレアチニン，UA，アルカリホスファターゼ，ChE，γ-GT，TG，ナトリウム及びクロール，カリウム，カルシウム，グルコース，LD，CK，HDL-Cho，T-Cho，AST，ALT，LDL-Cho，グリコアルブミン ・ D008　TSH，FT4，FT3 ・ D009　CEA，AFP，前立腺特異抗原（PSA），CA19-9 ・ D015　CRP ・ D017　S-M（その他）

注意 入院中の患者には算定できないが，時間外等に外来受診した患者が，緊急の検体検査の結果に基づき引き続き入院した場合は算定できる。

☞【検体検査実施料　通則1】【検体検査実施料　通則1，3　関連通知】【外来診療料　関連通知】

◆内視鏡検査の通則◆

項　目	点　数	主な算定要件
時間外加算	所定点数×1.4	緊急のために休日又は開始時間が時間外，深夜であるD324，D325以外の内視鏡検査を行った場合に算定できる
休日加算	所定点数×1.8	
深夜加算		

☞【内視鏡検査　通則5】

◆外来迅速検体検査加算を算定する場合◆

*1 TP，T-cho，Na・Cl，AST，ALTを施行した場合	*2 R，W，Ht，Plを施行した場合
・検査料：5項目93点 ・外来迅速検体検査加算：10点×5項目50点	・検査料：末梢血液一般21点 ・外来迅速検体検査加算：1項目10点

*1 生化学的検査（Ⅰ）の血液化学検査や腫瘍マーカー検査のように項目数により包括点数になるものについては，行った検査項目数により加算する。

*2 尿一般，末梢血一般検査のようにいくつかの検査項目を包括している場合は，行った検査の項目数ではなく1項目として算定する。

☞【検体検査実施料　通則3　関連通知】

• 同日に複数科を受診しそれぞれ検査を行った場合でも，すべての検体検査について条件を満たした場合に併せて1日5項目を限度として算定できる。

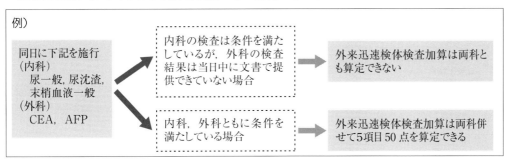

☞【外来迅速検体検査加算　事務連絡】

Check 2　●併算定の可否

以下の検査は，いずれか一方のみ又は主たる項目のみ算定できる（一部抜粋）。

検体検査	尿沈渣（鏡検法）と尿細菌顕微鏡検査 （一度に採取した尿を被検体として）	主たるもののみ算定
	HbA1c，グリコアルブミン，1,5AGを同一月に併せて2回以上実施	月1回に限り主たるもののみ算定するが，妊娠中の患者，1型糖尿病の患者，経口血糖降下薬を投与しはじめてから6か月以内の患者，インスリン治療開始から6か月以内の患者はいずれかを月1回に限り算定できる
	カルシウムとイオン化カルシウムを同時に施行	いずれか一方のみ算定できる
	蛋白分画，総蛋白，アルブミンの3項目を併施	主たるもの2項目のみ算定できる
	癌胎児性抗原（CEA），DUPAN-2，遊離型フコース（尿）のうち，2又は3項目を併せて実施	主たるもの1項目のみ算定できる
	ウイルス抗体価（定性・半定量・定量）とグロブリンクラス別ウイルス抗体価を併せて測定	いずれか一方の点数を算定できる
	細菌培養同定検査において同一検体につき一般培養と簡易培養を併せて施行	一般培養の所定点数のみを算定できる

生体検査	心電図と負荷心電図を同一日に施行	負荷心電図の所定点数のみ算定できる
	人工呼吸と同一日に行われた呼吸心拍監視，新生児心拍・呼吸監視，カルジオスコープ（ハートスコープ），カルジオタコスコープ，経皮的動脈血酸素飽和度測定	人工呼吸の所定点数に含まれる
	閉鎖循環式全身麻酔と同一日に行われた呼吸心拍監視，新生児心拍・呼吸監視，カルジオスコープ（ハートスコープ），カルジオタコスコープ，経皮的動脈血酸素飽和度測定，終末呼気炭酸ガス濃度測定	閉鎖循環式全身麻酔の所定点数に含まれる
	汎網膜硝子体検査と併せて行った精密眼底，細隙灯顕微鏡検査（前眼部のみ，前・後眼部ともに）	併せて算定できない
	眼底三次元画像解析と併せて行った眼底カメラ（通常の方法のみ）	算定できない
	角膜形状解析検査と同月の角膜曲率半径計測	算定できない
内視鏡	処置又は手術と同時に行った内視鏡検査	算定できない
	内視鏡検査当日に検査に関連して行う注射実施料	算定できない
	互いに近接する部位の2以上のファイバースコピー検査を連続的に行った場合	主たる検査の点数のみ算定できる 　例）食道ファイバースコピーと胃・十二指腸ファイバースコピーを連続的に施行 ⇒胃・十二指腸ファイバースコピーの所定点数1,140点のみ算定できる

☞【各検査料　関連通知】

Check 3　●算定回数，算定日数に制限のあるもの

以下の検査は複数月に1回のみ算定できる（一部抜粋）。

検査名	適用する条件	間　隔
トランスフェリン（尿）	糖尿病・糖尿病性早期腎症であって微量アルブミン尿を疑う場合（糖尿病性腎症第1期又は第2期のものに限る）	3月に1回
アルブミン定量（尿）		
Ⅳ型コラーゲン（尿）		
ミオイノシトール（尿）	空腹時血糖が110mg/dL以上126mg/dL未満の患者（糖尿病と確定している者を除く）に対して耐糖能診断の補助として行った場合	1年に1回に限り

検査名	適用する条件	間隔
マンガン（Mn）	1月以上（胆汁排泄能の低下している患者は2週間以上）高カロリー静脈栄養法が行われている患者	3月に1回
ペントシジン シスタチンC	BUN又はクレアチニンにより腎機能低下（糖尿病性腎症を除く）が疑われた場合	3月に1回（両者を併せて実施した場合，主たるもののみ）
イヌリン	BUN又はクレアチニンにより腎機能低下が疑われた場合	6か月に1回
1,25-ジヒドロキシビタミンD₃	活性型ビタミンD₃剤による治療開始後1月以内において	2回を限度とし，その後は3月に1回を限度
脳性Na利尿ペプチド（BNP）	心不全の診断又は病態把握のために実施	月1回
Ⅰ型コラーゲン架橋N-テロペプチド（NTX） デオキシピリジノリン（DPD）（尿）	①原発性副甲状腺機能亢進症の手術適応決定 ②副甲状腺機能亢進症手術後の治療効果判定 ③骨粗鬆症の薬剤治療方針選択	③骨粗鬆症の薬剤治療方針の選択時→1回，以後6か月以内の薬剤効果判定時→1回に限り 薬剤治療方針変更後6か月以内→1回に限り
Ⅰ型コラーゲン架橋C-テロペプチド-β異性体（β-CTX）（尿） Ⅰ型コラーゲン架橋C-テロペプチド-β異性体（β-CTX）	骨粗鬆症におけるホルモン補充療法及びビスフォスフォネート療法等，骨吸収抑制能を有する薬物療法の治療効果判定又は治療経過観察時	治療開始前1回，開始後は6か月以内に1回に限り ※併施時は主たるもののみ
低カルボキシル化オステオカルシン（ucOC）	骨粗鬆症におけるビタミンK₂剤の治療選択目的又は治療経過観察時	治療開始前1回，開始後は6か月以内に1回に限り
α-フェトプロテイン（AFP） PIVKA-Ⅱ半定量 PIVKA-Ⅱ定量	①肝硬変 ② HBs抗原陽性の慢性肝炎 ③ HCV抗体陽性の慢性肝炎	月1回
HCV血清群別判定	C型肝炎確定後，治療法の選択目的で実施した場合	患者1人につき1回に限り
HIVジェノタイプ薬剤耐性	抗HIV治療の選択及び再選択	3月に1回

- 算定回数が複数月に1回のみとされている検査を実施した場合は，レセプトの摘要欄に前回の実施日（初回の場合は初回の旨）を記載する。

☞【検査料の一般的事項　関連通知】

■逓減制の基本■

- 同一月に２回以上同じ検査を行った場合，２回目以降の点数が所定点数の 90/100 に減点される項目がある。これを逓減制という。
- 同一月２回目以降とは，同一医療機関の入院・外来を通算した回数である。
- 同一月２回目以降所定点数の 90/100 に相当する点数で算定する場合に，乳幼児等加算を行って端数が生じたときは，計算の最後に小数点以下第１位を四捨五入する。
- 90/100 に相当する点数で算定する場合の「所定点数」とは各検査の「注」の加算を合算した点数である。

  例）同月２回目の胃・十二指腸ファイバースコピー，粘膜点墨法を施行した場合

  （1,140 点〔所定点数〕 + 60 点〔注２粘膜点墨法加算〕）× 0.9 = 1,080 点

  ☞【生体検査料の一般的事項　関連通知】

■同一月２回目以降所定点数の 90/100 に相当する点数で算定する場合の同一検査の例■

◆心電図検査◆

以下を同一検査として扱う。

1　12 誘導	2　ベクトル心電図・体表ヒス束心電図
3　携帯型発作時心電図記憶伝達装置使用心電図	
4　加算平均心電図による心室遅延電位測定　　5　その他（6 誘導以上）	

算定例）7/15　12 誘導の心電図検査　⇒ 130 点（所定点数）

　　　　7/25　体表ヒス束心電図　　⇒ 135 点（所定点数 × 0.9）

◆負荷心電図検査◆

以下を同一検査として扱う。

1　12 誘導	2　その他 6 誘導以上

◆ホルター型心電図検査◆

以下を同一検査として扱う。

1　30 分又はその端数を増すごとに（8 時間まで）	2　8 時間を超えた場合

◆超音波検査◆

同一の部位に対して行った以下のものは同一検査として扱う。

1　A モード法	2　断層撮影法	3　心臓超音波検査
4　ドプラ法	5　血管内超音波法	

・「2」断層撮影法において注意の必要な部位

胸腹部に含まれる部位	その他に含まれる部位
前立腺，腹部大動脈，胸部大動脈　等	頭頸部，四肢，体表，末梢血管，乳房，乳腺，睾丸，腋窩部，肛門，甲状腺，表在リンパ節

・超音波検査を2回以上実施した場合の算定

撮影部位・撮影方法	算定方法	
	同時に複数の撮影をした場合	同一月の2回目以降の撮影
同一部位・別の撮影方法	主たる撮影方法で算定する	2回目以降は90/100で算定する
別の部位・同一の撮影方法		
別の部位・別の撮影方法	それぞれ別に算定できる	

例）7/15　甲状腺超音波断層を撮影した場合　⇒　「ロ」その他 350 点

　　7/25　胆のう超音波断層を撮影した場合　⇒　「イ」胸腹部 477 点（所定点数×0.9）

◆大腸内視鏡検査◆

以下を同一検査として扱う。

> 1　ファイバースコピーによるもの
> イ　S状結腸　　　ロ　下行結腸及び横行結腸　　　ハ　上行結腸及び盲腸

☞【各検査料　関連通知】

Check 5　●他院からの持参物に係る算定

・他の医療機関で描写した心電図，負荷心電図等について診断を行った場合は，診断料として1回につき所定点数が算定できる。

持参項目	点数	初診時	再診時
心電図検査	70	○	○
負荷心電図検査	70	○	○
脳波検査	70	○	○
内視鏡検査写真　（別臓器は各々算定可）	70	○	○

☞【心電図，負荷心電図　各「注」及び関連通知】【脳波検査　「注2」】

・他の医療機関で撮影した内視鏡写真について診断を行った場合は1回につき70点算定できるが，患者がその内視鏡写真に係る傷病で受診していない場合は算定できない。

・同一患者で胃ファイバー写真と大腸ファイバー写真の診断を行った場合は，それぞれ70点を算定できる。

☞【内視鏡検査　通則3及び関連通知】

- 病理診断にあたって患者から検体を穿刺又は採取した場合は，別に診断穿刺・検体採取料を算定する。ただし，手術にあたって穿刺又は採取を行った場合は算定しない。

☞【病理診断，診断穿刺・検体採取料　通則1】

- 対称器官に係る病理組織標本作製の所定点数は両側の点数とする。

☞【病理診断　通則5】

- 病理標本を撮影した画像を電子媒体に保存した場合，保存に要した費用は所定点数に含まれる。

☞【病理診断　通則　関連通知】

- 3臓器以上の病理標本作製を行っても，3臓器を限度として算定する。

☞【病理標本作製料　通則】

- 下記の各区分ごとに1臓器とする。

①気管支及び肺臓	②食道	③胃及び十二指腸
④小腸	⑤盲腸	⑥上行結腸，横行結腸及び下行結腸
⑦S状結腸	⑧直腸	⑨子宮体部及び子宮頸部

注意！ 診断穿刺・検体採取料の内視鏡下生検法における1臓器の数え方はこれに準ずる。

☞【病理組織標本作製，内視鏡下生検法　関連通知】

- 1臓器から多数のブロック，標本等を作製しても，1臓器として所定点数を1回のみ算定する。

☞【病理組織標本作製　関連通知】

- 免疫染色（免疫抗体法）病理組織標本作製，病理組織標本作製，電子顕微鏡病理組織標本作製は，それぞれ併せて算定できる。

- エストロジェンレセプターの免疫染色とプロジェステロンレセプターの免疫染色を同一月に実施した場合は，いずれか主たる点数と「注」の加算のみを算定する。

☞【免疫染色（免疫抗体法）病理組織標本作製　関連通知】

- 術中迅速病理組織標本作製及び術中迅速細胞診は1手術につき1回算定する。

☞【術中迅速病理組織標本作製，術中迅速細胞診　関連通知】

- 術中迅速病理組織標本作製と病理組織標本作製を併せて行った場合は，それぞれ別に算定できる。

☞【術中迅速病理組織標本作製　関連通知】

- 術中迅速細胞診と細胞診を行った場合でも併せて算定できない。

☞【術中迅速細胞診　事務連絡】

- 同一又は近接した部位より同時に数検体を採取して標本作製を行った場合でも，細胞診の点数は1回として算定する。

☞【細胞診　関連通知】

注意！ 病理診断料と病理判断料

- 病理診断料……病理診断を専ら担当する医師が勤務している病院，病理診断を専ら担当する常勤の医師が勤務する診療所で以下の点数が算定できる。
  - 組織診断料 400 点　　（N000，N001，N002，N003）
  - 細胞診断料 200 点　　（N003-2，N004）

項　目		点　数	算定要件
病理診断管理加算 1 （要届出）	(1) 組織診断を行った場合 (2) 細胞診断を行った場合	120 60	・病理診断を専ら担当する常勤の医師が病理診断を行い，その結果を文書にし報告した場合に算定
病理診断管理加算 2 （要届出）	(1) 組織診断を行った場合 (2) 細胞診断を行った場合	320 160	

- 病理判断料……上記以外で算定される診断料をいう。
- 他の医療機関で作製された組織標本に基づく診断を行った場合は，組織診断料又は細胞診断料の所定点数を月1回に限り算定する。この場合病理標本作製料は別に算定できない。

☞【病理診断料「注1，2，3，4」】

9 画像診断

Check 1 ●画像診断の通則

◆時間外緊急院内画像診断加算◆

項　目	点　数	算定要件
時間外緊急院内画像診断加算 （1日につき） ＊同一日に2回以上時間外等に診療を行いその都度緊急の画像診断を行った場合でも「1日につき1回」	＋ 110	・時間外等に入院中以外の患者に対し，必要上緊急に院内の画像診断機器を用いて実施した場合に算定できる ・初・再診料の夜間・早朝等加算は算定できない ・他の医療機関で撮影されたフィルムを診断した場合は算定できない

☞【画像診断　通則3　関連通知】

◆画像診断管理加算◆

項　目	点　数	算定要件
画像診断管理加算 1 （月1回） （要届出）	＋ 70	・画像診断を担当とする医師が読影結果を，当該患者の診療を担当する医師に文書で報告をする 　E001　写真診断 　E004　基本的エックス線診断料 　E102　核医学診断 　E203　コンピューター断層診断

項　目	点　数	算定要件
画像診断管理加算2 （月1回） （要届出）	+ 180	・画像診断を担当とする医師が読影結果を，当該患者の診療を担当する医師に文書で報告をする ・「E102」「E203」の読影結果の少なくとも8割以上が撮影日の翌診療日までに主治医に文書で報告されていること 　　E102　核医学診断 　　E203　コンピューター断層診断

注意！　同じ月に，同一患者に対して同じ区分の画像診断管理加算の「1」と「2」を併せて算定することはできない。「2」のみ算定する。

☞【画像診断　通則4，5　関連通知】

・画像診断管理加算「1」の施設基準の届出については，画像診断管理加算「2」の届出をもってこれに代えることができる。

・すなわち，画像診断管理加算「2」の届出をしている医療機関であれば，写真診断については画像診断管理加算「1」を算定することができる。

☞【画像診断管理加算　施設基準　関連通知】

Check 2　●エックス線診断料の算定要件

・エックス線写真診断の際に，失敗等の理由により再撮影をした場合の再撮影の費用は算定できない。

◆同一部位の撮影◆

・通常，同一フィルム面に撮影しうる範囲を「同一の部位」として扱う。

＜同一部位の例＞

・腎と尿管	・胸椎下部と腰椎上部	・食道，胃，十二指腸
・血管系（血管及び心臓）	・手関節と手骨	・足関節と足骨
・胸部と肋骨　など	・リンパ管系	・脳脊髄腔

◆対称（両側）器官の撮影◆

・両側に疾患があり，左右別々に撮影した場合はそれぞれ算定できる。

　　　　例1）両膝変形性膝関節炎の場合

　　　　　右膝 X-P　（デジタル）　画像記録用半切×2枚　⇒　216×1

　　　　　左膝 X-P　（デジタル）　画像記録用半切×2枚　⇒　216×1

注意！　両側に疾患がある場合は左右別部位としてそれぞれ算定できる。

・片側のみ疾患があり，比較対称のために両側を撮影した場合は１つにまとめて算定する。

例２）右膝変形性膝関節炎の場合

右膝関節 X-P （デジタル） 画像記録用半切×２枚　　　　　　　　　　　　左右併せて

左膝関節 X-P （デジタル） 画像記録用半切×２枚（患側との比較のため）⇒ 377 × 1

注意❗ 片側のみ疾患があって健側，患側比較のために両側に撮影を行った場合は，左右併せて同一部位として扱う。

☞【エックス線診断料　通則　関連通知】

◆電子画像管理加算の算定要件と点数◆

項　目	算定要件	点　数	算定要件	点　数
電子画像管理加算 ＊フィルムの費用は算定不可	単純撮影	57	特殊撮影	58
	造影剤使用撮影	66	乳房撮影	54

例）胃の造影剤使用撮影とスポット撮影を行い

　　電子媒体に保存し電子画像管理を行った場合

造影剤使用撮影　66 点

特殊撮影　　　　58 点

> 同一の部位に同時に２種類の撮影方法を行っているので主たる 66 点のみ算定する

注意❗ ・フィルムの費用は算定できない。

・電子画像管理加算は，同一の部位に同時に２種類以上の撮影方法を行った場合は，主たる撮影方法のみ加算する。

☞【エックス線診断料　通則４　関連通知】

◆透視診断の算定要件と点数◆

項　目	点　数	算定要件
透視診断	110	・透視による疾病，病巣の診断を行った場合のみ算定できる ・撮影の時間決定や準備手段又は他の検査，注射，処置及び手術の補助手段として行う透視については，算定できない

☞【透視診断　関連通知】

◆他の医療機関で撮影したフィルム等についての診断料◆

持参項目		点　数	初診時に算定可	再診時に算定可
画像診断	単純撮影　頭部・躯幹等	85	○	○
	単純撮影　その他（四肢）	43	○	○
	特殊撮影（スポット・トモ等）	96	○	○
	造影剤使用撮影	72	○	○
	乳房撮影	306	○	○
	CT・MRI等（コンピューター断層撮影）	450	○	×

注意！ ①フィルムへのプリントアウトを行わずに画像を電子媒体に保存した場合も写真診断料及び撮影料を算定できる。

②撮影部位，撮影方法ごとに算定ができる。

例1）他の医療機関で撮影した，胸部単純撮影フィルム4枚，頭部単純撮影フィルム3枚，肺断層撮影フィルム3枚について診断を行った場合

①胸部単純撮影フィルム4枚……単純撮影診断料85点
②頭部単純撮影フィルム3枚……単純撮影診断料85点
③肺断層撮影フィルム3枚……特殊撮影診断料96点

➡
・「単純撮影」方法が同じであっても部位が異なれば各々算定できる
・「断層撮影」撮影方法が異なるので①②とは別に算定できる

例2）他の医療機関で撮影した，胃造影撮影フィルム8枚，スポット撮影（特殊撮影）3枚について診断を行った場合

①胃造影剤使用撮影フィルム8枚……造影剤使用撮影診断料72点
②胃スポット撮影フィルム3枚……特殊撮影診断料96点

➡
・撮影方法が異なるので各々算定できる

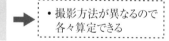
☞【写真診断　撮影料　関連通知】

Check 3　●造影剤注入手技料について

◆造影剤注入手技料についての留意事項◆

・経口的服用，経静脈法，尿道注入は算定できない。
・同一日に点滴を算定した場合は，造影剤注入手技としての点滴注射は算定できない。
・注腸を実施する際の前処置として行った高位浣腸の処置料は，所定点数に含まれる。
・造影剤を注入するために観血手術を併せて行った場合，手術の所定点数を併せて算定できる。

◆主な造影剤使用撮影と注入手技料◆

略 称	撮影方法	注入手技料
BE	注腸造影	注腸
DIC	点滴静注胆嚢造影	点滴注射
DIP（DIVP）	点滴腎盂造影	点滴注射
ERCP	内視鏡的逆行性胆道膵管造影	胃・十二指腸ファイバースコピー＋胆管・膵管造影法加算
HSG	子宮卵管造影法	子宮卵管内注入
IC	経口胆嚢造影	算定できない
IP（IVP）	経静脈性腎盂造影法	算定できない
IVC	経静脈性胆嚢造影法	算定できない
RP	逆行性腎盂造影	尿管カテーテル法
UG（OG）	尿道造影撮影法	算定できない
VF	嚥下造影	嚥下造影

☞【造影剤注入手技料　関連通知】

◆コンピューター断層撮影診断料（CT・MRI）として算定可能な項目◆

項 目		コンピューター断層診断	画像記録用フィルム料	造影剤使用加算		その他の加算	
				点 数	要 件	点 数	要 件
CT	CT撮影	月1回450点	算定できる	＋500	・経口造影剤を使用した場合は算定できない ・造影剤注入手技料と麻酔料（閉鎖循環式全身麻酔を除く）は含まれる	冠動脈CT撮影加算	＋600
						大腸CT撮影加算	64列以上マルチスライス型 ＋620 16列以上64列未満マルチスライス型 ＋500
	脳槽CT撮影			所定点数に含まれる		外傷全身CT加算	＋800
	MRI撮影			＋250		心臓MRI撮影加算	＋300

・「CT撮影」に係る加算

　冠動脈CT撮影加算…届出保険医療機関において，64列以上マルチスライス型の装置で撮影した上で三次元画像処理を行う場合に算定できる。

　大腸CT撮影加算…届出保険医療機関において，大腸悪性腫瘍が疑われる患者に対して，

直腸用チューブを用いて，一酸化炭素を注入し下部消化管を CT 撮影した上で三次元画像処理を行った場合に算定できる。

外傷全身 CT…届出保険医療機関において，全身打撲症例における初期診断のために行う，頭蓋骨から少なくとも骨盤部までの連続した CT 撮影を行う。

・「MRI 撮影」に係る加算

心臓 MRI 撮影加算…届出保険医療機関において，1.5 テスラ以上の装置をしようして心臓又は冠動脈を描出した場合に算定できる。

☞【CT 撮影，MRI 撮影　関連通知】

・核医学診断のポジトロン断層・コンピューター断層複合撮影又は，ポジトロン断層・磁気共鳴コンピューター断層複合撮影を行った後に CT 撮影，MRI 撮影を行った場合は，同月 2 回目以降の点数として算定できる。

・コンピューター断層診断料は入院，外来，診療科の別を問わず，月 1 回のみ算定できる。

◆同一月に 2 回目以降行った場合の算定◆

・同一月に 2 回目以降行った場合……所定点数 × 0.8（80/100）で算定する。

注意！ 造影剤使用加算は 80/100 の対象には含まれない。

例）月 2 回目の造影剤使用 CT 撮影（16 列未満のマルチスライス）を施行した場合

所定点数 770 × 0.8 + 造影剤加算 500 = 1,116 点

◆新生児・3 歳未満児の算定◆

・新生児（生後 28 日未満）に対して行った場合……所定点数 × 1.3 で算定する。

・3 歳未満児（新生児を除く）に対して行った場合……所定点数 × 1.15 で算定する。

注意！ 造影剤使用加算は，乳幼児加算の対象に含まれる。

例 1）2 歳児に造影剤使用 CT 撮影（16 列未満のマルチスライス）を施行した場合

（所定点数 770 + 造影剤加算 500）× 1.15 = 1,461 点

例 2）2 歳児に月 2 回目の造影剤使用 CT 撮影（16 列未満のマルチスライス）を施行した場合

（所定点数 770 × 0.8 + 造影剤加算 500）× 1.15 = 1,283 点

＊小数第 1 位四捨五入

☞【コンピューター断層撮影診断料　通則　関連通知】【コンピューター断層診断料　関連通知】

◆その他の留意事項◆

・他の医療機関で撮影したフィルムについて診断を行った場合は，初診料を算定する初診の日に限り，コンピューター断層診断料を算定できる。

☞【コンピューター断層診断料　関連通知】

🔟 リハビリテーション

◆1日における算定単位の限度◆

```
心大血管疾患リハビリテーション料 ┐         ┌ ・ただし，厚生労働大臣が
脳血管疾患等リハビリテーション料 │  ➡  ・患者1人につき1日6単位を  │   定める患者は1日9単位と
運動器リハビリテーション料       │      限度とする              │   する
呼吸器リハビリテーション料       ┘
```

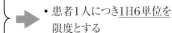

<別に厚生労働大臣が定める疾患>

- 回復期リハビリテーション病棟入院料を算定する患者
- 脳血管疾患等の患者のうちで発症後60日以内のもの
- 心大血管疾患リハビリテーション料（Ⅰ）┐ 入院中の患者であって，その入院す
- 脳血管疾患等リハビリテーション料（Ⅰ）│ る病棟等において早期歩行，ADL
- 運動器リハビリテーション料（Ⅰ）   │ の自立等を目的として左記のリハビリ
- 呼吸器リハビリテーション料（Ⅰ）   ┘ テーションが施行される場合

☞【リハビリテーション　通則4　関連通知】

◆複数の項目を併せて行った場合に併算定できないもの◆

下記左項目と右項目は併算定できない。

```
・心大血管疾患              ┌ ・鋼線等による直達牽引（2日目以降）
  リハビリテーション料      │ ・介達牽引      ・矯正固定
・脳血管疾患等             │ ・変形機械矯正術
  リハビリテーション料      │ ・消炎鎮痛等処置                     ➡ 併算定できない
・運動器リハビリテーション料 ＋ ・腰部又は胸部固定帯固定
・呼吸器リハビリテーション料 │ ・低出力レーザー照射
・がん患者リハビリテーション料│ ・肛門処置
・集団コミュニケーション療法料
・認知症患者リハビリテーション料
```

```
                          ┌ ・心大血管疾患リハビリテーション料
・慢性疼痛疾患管理料       ＋ ・脳血管疾患等リハビリテーション料  ➡ 併算定できない
                          │ ・運動器リハビリテーション料
                          └ ・呼吸器リハビリテーション料
```

☞【リハビリテーション　通則5，6】

◆疾患別リハビリテーション料の算定日数の開始日◆

- 心大血管疾患リハビリテーション料
- 呼吸器リハビリテーション料
……… 治療開始日を第1日目とする

- 脳血管疾患等リハビリテーション料
- 運動器リハビリテーション料
……… 発症日，手術日又は急性増悪日を第1日目とする

☞【リハビリテーション　関連通知】

Check 2　●疾患別リハビリテーションの算定日数と点数

項　目	対象疾患・患者		（Ⅰ）	（Ⅱ）	（Ⅲ）	算定開始日 / 算定日数
心大血管疾患リハビリテーション料	・急性心筋梗塞等の急性発症した心大血管疾患又はその手術後		205	105		治療開始日
	・慢性心不全等の慢性の心大血管疾患により呼吸循環機能，日常生活能力の低下をきたしている患者　等					150日 *1
脳血管疾患等リハビリテーション料	・脳梗塞等の急性発症した脳血管疾患 ・脳腫瘍等の急性発症した中枢神経疾患 ・上記手術後の患者 ・多発性硬化症等の神経疾患 ・パーキンソン病等の神経筋疾患 ・失語症，失認及び失行症，高次脳機能障害等 ・難聴等に伴う聴覚・言語機能の障害がある患者 ・顎・口腔の先天異常に伴う構音障害がある患者 ・外科手術又は肺炎等の治療時の安静による廃用症候群（「廃用症候群に係る評価表」をレセプトに添付すること） ・その他リハビリテーションを要する状態で基本動作能力，日常生活能力等の低下をきたしている患者　等	廃用症候群以外	245	200	100	発症，手術又は急性増悪
		要介護被保険者等（180日超）	221	180	90	
		廃用症候群の場合 *2	180	146	77	180日 *1
		要介護被保険者等 *2（180日超）	162	131	69	
運動器リハビリテーション料 ＊（Ⅰ）の算定は入院患者のみ	・上・下肢の複合損傷，脊椎損傷による四肢麻痺等の急性発症した運動器疾患又はその手術後		180	170	85	発症，手術又は急性増悪
	・関節の変性疾患等の慢性の運動器疾患により運動機能，日常生活能力の低下をきたしている患者　等	要介護被保険者等（150日超）	163	154	85	150日 *1

項　目	対象疾患・患者	（Ⅰ）	（Ⅱ）	（Ⅲ）	算定開始日 算定日数
呼吸器リハビリテーション料	• 肺炎等の急性発症した呼吸器疾患 • 肺腫瘍等の呼吸器疾患，又はその手術後 • 慢性閉塞性肺疾患等の慢性の呼吸器疾患により重症の呼吸困難や日常生活能力の低下をきたしている患者等 • 食道癌，胃癌，肝臓癌，咽・喉頭癌等の手術前後の呼吸機能訓練を要する患者　等	175	85		治療開始日
					90 日 [*1]
早期リハビリテーション加算	• 原則入院中の患者 • 外来の患者に算定する場合は下記に該当するものに限る	＋30			各リハの起算日〜30 日
初期加算	【脳血管疾患リハビリテーション】 脳卒中患者であって，当該保険医療機関を退院したもの又は他の保険医療機関を退院したもの（B005-2又は B005-3 算定した患者に限る） 【運動器リハビリテーション】 大腿骨頸部骨折患者であって，当該保険医療機関を退院したもの又は他の保険医療機関を退院したもの（B005-2 又は B005-3 を算定した患者に限る）	＋45			各リハの起算日〜14 日以内

[*1] 別に厚生労働大臣が定める場合には，算定日数を超えて所定点数を算定することができる。
　　それ以外の患者に対して必要があって算定日数を超えてリハビリテーションを行った場合は 1 月に 13 単位に限り算定可能。ただし要介護被保険者等のうち，外来の患者については 2016 年 3 月31 日までに限る。
[*2] 「廃用症候群に係る評価表」をレセプトに添付すること。

Check 3　●その他のリハビリテーション料

◆リハビリテーション総合計画評価料◆

• 心大血管疾患リハビリテーション料（Ⅰ）

• 脳血管疾患等リハビリテーション料（Ⅰ）（Ⅱ）

• 運動器リハビリテーション料（Ⅰ）（Ⅱ）

• 呼吸器リハビリテーション料（Ⅰ）

• がん患者リハビリテーション料

• 認知症患者リハビリテーション料

該当するリハビリテーションの施設基準を届け出ていることが条件

注意！　医師，看護師，理学療法士，作業療法士，言語聴覚士，社会福祉士等の多職種が共同してリハビリテーション総合実施計画を作成した場合に，患者 1 人につき月 1 回に限り算定できる。

◆リハビリテーション総合計画提供料◆

・地域連携診療計画管理料 ・地域連携診療計画退院時指導料	}＋入院中にリハビリテーション総合計画評価料を算定した患者が条件

注意！ 退院後のリハビリテーションを担う他の保険医療機関にリハビリテーション計画を文書により提供し，発症，手術又は急性増悪から14日以内に退院した場合に限り，退院時1回算定できる。

◆摂食機能療法◆

対象となる疾患	訓練者（医師又は歯科医師の指示下）
発達遅滞	・言語聴覚士 ・看護師又は准看護師 ・歯科衛生士 ・理学療法士 ・作業療法士 }1回につき30分以上の訓練指導
顎切除及び舌切除の手術による後遺症により摂食機能に障害があるもの	
脳血管疾患等による後遺症により摂食機能に障害があるもの	

注意！ 1か月に4回を限度として算定できる（治療開始から3か月以内の患者は毎日算定できる）。

・経口摂取回復促進加算（要届出）……鼻腔栄養又は胃瘻造設患者に対し実施した場合に治療開始から6か月に限り算定できる。

◆視能訓練◆

・両眼視機能に障害がある患者に対して，矯正訓練を行った場合に算定できる。

・斜視視能訓練と弱視視能訓練を同時に施行した場合は主たるもののみ算定する。

◆難病患者リハビリテーション料（要届出）◆

・外来の患者のみ算定できる。

・患者1人当たり1日につき6時間を標準とする。

・同一日に行う他のリハビリテーションは所定点数に含まれる。

・退院日から起算して3か月以内の期間に集中してリハビリテーションを行った場合には加算点数がある。

・治療の一環として治療上の目的を達するために提供する食事の費用は所定点数に含まれる。

◆障害児(者)リハビリテーション料（要届出）◆

・個別療法として訓練を行った場合に20分を1単位とする。

・患者1人につき1日6単位を限度として算定する。

・同一医療機関において，疾患別リハビリテーション料，がん患者リハビリテーション料は別に算定できない。

◆がん患者リハビリテーション料（要届出）◆

・入院中の患者のみ対象。

・個別療法として訓練を行った場合に20分を1単位とする。

・患者1人につき1日6単位を限度として算定する。

- 同一医療機関において，疾患別リハビリテーション料，障害児(者)リハビリテーション料は別に算定できない。
- 医師の指導監督のもと，訓練を担当する者の要件

> - 理学療法士　　・言語聴覚士
> - 作業療法士　　・専任の医師
> } 当該リハビリテーションに関する適切な研修を終了した者が行うこと

◆認知症患者リハビリテーション料（要届出）◆

- 重度認知症の状態にある患者（認知症治療病棟入院料を算定するもの又は認知症に関する専門の保険医療機関に入院しているものに限る）が対象。
- 個別療法であるリハビリテーションを20分以上行った場合に，入院日から起算して1月に限り，週3回を限度として算定する。
- 十分な経験を有する医師の監督指導のもと，訓練を担当する者の要件

> - 理学療法士　　　・作業療法士　　　・言語聴覚士

◆集団コミュニケーション療法料（要届出）◆

- 患者1人につき1日3単位まで算定する。
- 届出を行った集団コミュニケーション療法室以外の場所で行った場合も算定できる。
- 医師の指導監督のもと，訓練を担当する者の要件

> - 言語聴覚士

☞【各リハビリテーション料　関連通知，事務連絡】

Check 4　●施設基準に係る要件

リハビリテーションの種類	医療従事者	訓練室の広さ
心大血管疾患リハビリテーション料（Ⅰ）（循環器科又は心臓血管外科を標榜していること）*1	・当該リハの経験を有する専任の常勤医師が1名以上勤務 ・当該リハの経験を有する専従の常勤理学療法士もしくは常勤看護師のいずれか一方が2名以上勤務	・病院は30m² 以上 ・診療所は20m² 以上
心大血管疾患リハビリテーション料（Ⅱ）（循環器科又は心臓血管外科を標榜していること）	・当該リハの経験を有する常勤医師が1名以上勤務 ・当該リハの経験を有する専従の理学療法士又は看護師が1名以上勤務	
脳血管疾患等リハビリテーション料（Ⅰ）	・当該リハの経験を有する専任の常勤医師が2名以上勤務（そのうち1名は当該リハに関する3年以上の臨床経験又は研修会等の受講歴を有する） ・専従の常勤理学療法士が5名以上勤務 ・専従の常勤作業療法士が3名以上勤務 ・専従の常勤言語聴覚士が1名以上勤務 ・上記専従の従事者が併せて10名以上勤務	・160m² 以上 ・言語聴覚療法を行う場合は，個別療法室（8m² 以上）を1室以上有していること

リハビリテーションの種類	医療従事者	訓練室の広さ
脳血管疾患等リハビリテーション料（Ⅱ）	• 専任の常勤医師が1名以上勤務 • 専従の常勤理学療法士が1名以上勤務 • 専従の常勤作業療法士が1名以上勤務 • 専従の言語聴覚士が1名以上勤務 • 上記専従の従事者が併せて4名以上勤務	• 病院は100m²以上 • 診療所は45m²以上 • 言語聴覚療法を行う場合は，個別療法室（8m²以上）を1室以上有していること
脳血管疾患等リハビリテーション料（Ⅲ）	• 専任の常勤医師が1名以上勤務 • 専従の常勤理学療法士，常勤作業療法士又は常勤言語聴覚士のいずれか1名以上勤務	
運動器リハビリテーション料（Ⅰ）	• 当該リハの経験を有する専任の常勤医師が1名以上勤務（当該リハの経験を3年以上又は当該リハに係る研修を修了している） • 専従の常勤理学療法士又は専従の常勤作業療法士が併せて4名以上勤務	• 病院は100m²以上 • 診療所は45m²以上
運動器リハビリテーション料（Ⅱ）	• 当該リハの経験を有する専任の常勤医師が1名以上勤務（当該リハの経験を3年以上又は当該リハに係る研修を修了している） 下記の条件のいずれかを満たしていること • 専従の常勤理学療法士が2名以上勤務 • 専従の常勤作業療法士が2名以上勤務 • 専従の常勤理学療法士及び専従の常勤作業療法士が併せて2名以上勤務	
運動器リハビリテーション料（Ⅲ）	• 当該リハの経験を有する専任の常勤医師が1名以上勤務 • 専従の常勤理学療法士又は専従の常勤作業療法士のいずれか1名以上勤務	• 45m²以上
呼吸器リハビリテーション料（Ⅰ）	• 当該リハの経験を有する専任の常勤医師が1名以上勤務 • 当該リハの経験を有する専従の常勤理学療法士1名を含む理学療法士又は常勤作業療法士が併せて2名以上勤務	• 病院は100m²以上 • 診療所は45m²以上
呼吸器リハビリテーション料（Ⅱ）	• 当該リハの経験を有する専任の常勤医師が1名以上勤務 • 専従の常勤理学療法士又は作業療法士が1名以上勤務	• 45㎡以上
難病患者リハビリテーション料	• 当該リハを担当する専任の常勤医師が1名以上勤務 • 専従する2名以上の従事者（理学療法士又は作業療法士が1名以上であり，かつ看護師が1名以上）勤務	• 60m²以上 • 患者1人当たりの面積は4.0m²を基準とする

リハビリテーションの種類	医療従事者	訓練室の広さ
障害児(者)リハビリテーション料[*2]	• 当該リハを担当する専任の常勤医師が1名以上勤務 • 言語聴覚療法を行う場合は，専従の常勤言語聴覚士が1名以上勤務 下記の条件のいずれかを満たしていること • 専従の常勤理学療法士又は常勤作業療法士が併せて2名以上勤務 • 専従の常勤理学療法士又は常勤作業療法士のいずれか1名以上及び当該リハの経験を有する専従の常勤看護師1名以上が併せて2名以上勤務	• 病院は60m^{2}以上 • 診療所は45m^{2}以上 • 言語聴覚療法を行う場合は，個別療法室（8m^{2}以上）を1室以上有していること
がん患者リハビリテーション料	• 当該リハを行うにつき十分な経験を有する専任の常勤医師が1名以上勤務 • 当該リハを行うにつき十分な経験を有する専従の常勤理学療法士，常勤作業療法士又は常勤言語聴覚士が2名以上配置 （上記の者はそれぞれ定められた研修を修了していること）	• 100m^{2}以上
認知症患者リハビリテーション料	• 当該リハを行うにつき，十分な経験を有する専任の常勤医師が1名以上勤務 • 専従の常勤理学療法士，常勤作業療法士又は常勤言語聴覚士が1名以上勤務	• 治療，訓練を十分実施し得る専用の訓練室を有していること
集団コミュニケーション療法料[*3]	• 専任の常勤医師が1名以上勤務 • 専従する言語聴覚士が1名以上勤務	• 8m^{2}以上を1室以上有していること

• 広さはいずれも内法による測定（2015年4月1日から施行）
[*1] 心大血管疾患リハビリテーション料（I）の医師は，循環器科又は心臓血管外科の医師であること。
[*2] 障害児(者)リハビリテーション料の施設は，下記のいずれかの施設であること。
  • 肢体不自由児施設（児童福祉法第43条の3）
  • 重症心身障害児施設（児童福祉法第43条の4）
  • 国立高度専門医療研究センター（児童福祉法第7条第6項）
  • 独立行政法人国立病院機構の設置する医療機関であって，厚生労働大臣の指定する医療機関（児童福祉法第7条第6項）
  • リハビリテーションを実施している外来患者のうち，概ね8割以上の患者が脳性麻痺等である保険医療機関
[*3] 集団コミュニケーション療法料は下記のリハビリテーション料を届け出た施設であること。
  • 脳血管疾患等リハビリテーション料（I）（II）（III）
  • 障害児(者)リハビリテーション料

11 精神科専門療法

Check 1 ●標榜科についての算定要件

精神科専門療法は，それぞれの療法に習熟した医師が行う。下記の項目以外については，精神科を標榜する保険医療機関において算定する。

- ・標準型精神分析療法　　　・認知療法・認知行動療法2　　　・心身医学療法

☞【精神科専門療法　通則2　及び各項目関連通知】

Check 2 ●診療に要する時間に係る算定要件

◆診療に要する時間に係る項目◆

診療に要する時間	項　目
5分以上	・通院・在宅精神療法
30分以上	・入院精神療法（Ⅰ） ・通院・在宅精神療法「1」及び「2」（ロを除く）（初診日のみ）
30分を超えること	・心身医学療法
45分を超えること	・標準型精神分析療法
60分以上	・通院・在宅精神療法「2」（ロ）

◆診療を実施した時間に係る項目◆

実施した時間	項　目
1日につき1時間以上	・入院集団精神療法 ・通院集団精神療法 ・入院生活技能訓練療法
1日につき6時間以上	・重度認知症患者デイ・ケア料

◆標準的な実施時間が設けられている項目◆

項　目	標準的な実施時間
精神科作業療法	1人当たり1日につき2時間
精神科ショート・ケア	1人当たり1日につき3時間
精神科デイ・ケア	1人当たり1日につき6時間
精神科デイ・ナイト・ケア	1人当たり1日につき10時間

☞【精神科専門療法　各項目関連通知】

◆同日に他の精神科専門療法と併せて算定できない項目◆

下記の左項目は，同日に他の精神科療法と併算定できない。

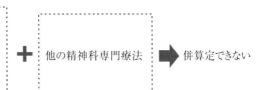

- 精神科継続外来支援・指導料
- 認知療法・認知行動療法
- 入院集団精神療法
- 通院集団精神療法
- 入院生活技能訓練療法

➕ 他の精神科専門療法 ➡ 併算定できない

◆その他の併算定できない項目◆

併算定のケース	算定の留意点
入院精神療法（Ⅰ）＋入院精神療法（Ⅱ）	同一週に併せて算定できない
入院精神療法＋標準型精神分析療法	同日に施行した場合は，標準型精神分析療法のみ
通院・在宅精神療法＋特定疾患療養管理料	同一月に併せて算定できない
通院・在宅精神療法＋標準型精神分析療法	同一日に併せて算定できない
入院精神療法 通院・在宅精神療法　＋心身医学療法 標準型精神分析療法	併せて算定できない
精神科ショート・ケア 精神科デイ・ケア 精神科ナイト・ケア 精神科デイ・ナイト・ケア 重度認知症患者デイ・ケア料	それぞれの点数は併せて算定できない （同一日に精神科デイ・ケアと精神科ナイト・ケアを併せて実施した場合は，精神科デイ・ナイト・ケアとして算定する）

☞【精神科専門療法　各項目関連通知】

◆「1 回につき」として算定する項目◆

- 入院精神療法
- 通院・在宅精神療法
- 標準型精神分析療法
- 心身医学療法

◆「1 日につき」として算定する項目◆

- 精神科継続外来支援・指導料
- 精神科デイ・ケア
- 通院集団精神療法
- 精神科作業療法
- 精神科ショート・ケア
- 入院集団精神療法
- 精神科デイ・ナイト・ケア
- 重度認知症患者デイ・ケア料
- 認知療法・認知行動療法
- 精神科ナイト・ケア

注意！ 認知療法・認知行動療法「1」については一連の治療につき 16 回に限り算定する。

◆「月1回に限り」として算定する項目◆

・精神科重症患者早期集中支援管理料

◆算定回数に限度が設けられていない項目◆

・標準型精神分析療法　　　　　　・精神科作業療法

☞【精神科専門療法　各項目関連通知】

Check 5 ●年齢の加算

下記については年齢の加算が算定できる。

・通院・在宅精神療法〔20歳未満の患者（初診日より1年以内），A311-4を届け出た保険医療機関において16歳未満の患者に行った場合は，初診日より2年以内〕
・心身医学療法（20歳未満の患者）

☞【精神科専門療法　各項目の注】

Check 6 ●対象疾患

◆精神科専門療法の対象となる疾患◆

療　法	対象疾患
・入院精神療法 ・通院・在宅精神療法 ・精神科継続外来支援・指導料 ・入院集団精神療法 ・通院集団精神療法	・統合失調症，躁うつ病，神経症，アルコール依存症等中毒性精神障害，心因反応，児童・思春期精神疾患，パーソナリティ障害，精神症状を伴う脳器質性障害等
・認知療法・認知行動療法	うつ病等気分障害
・心身医学療法	心身症
・重度認知症患者デイ・ケア料	精神症状及び行動異常が著しい認知症患者（日常生活度判定基準：ランクM）

☞【精神科専門療法　各項目関連通知】

Check 7 ●施設基準

◆施設基準の届出が必要な項目◆

・認知療法・認知行動療法　　　・精神科作業療法　　　　・精神科ショート・ケア
・精神科デイ・ケア　　　　　　・精神科ナイト・ケア　　・精神科デイ・ナイト・ケア
・医療保護入院等診療料　　　　・重度認知症患者デイ・ケア料
・治療抵抗性統合失調症治療指導管理料　　・精神科重症患者早期集中支援管理料

☞【精神科専門療法　各項目の注】

12 放射線治療

Check 1　●各放射線治療の算定要件

◆放射線治療管理料の対象となる項目◆

- 体外照射
- 外部照射
- 腔内照射
- 組織内照射

分布図の作成1回につき1回，一連につき2回に限り算定できる

◆放射線治療専任加算（要届出）の対象となる項目◆

- 高エネルギー放射線治療
- 強度変調放射線治療

◆外来放射線治療加算（要届出）の対象となる項目◆

- 高エネルギー放射線治療
- 強度変調放射線治療

外来の悪性腫瘍の患者に対して1日につき1回に限り算定できる

◆施設基準の届出が必要な放射線治療◆

- 強度変調放射線治療
- 直線加速器による定位放射線治療

◆体外照射用固定器具加算の対象部位◆

- 頭蓋内腫瘍を含む頭頸部腫瘍に対して行う際に，頭頸部を精密に固定した場合に算定できる。

☞【放射線治療　各項目関連通知】

Check 2　●年齢の加算

◆小児放射線治療加算◆

年　齢	点　数	算定要件
新生児	所定点数×1.6	M000 〜 M004 までに掲げる放射線治療を行った場合
3歳未満　乳幼児	所定点数×1.3	
3歳以上〜6歳未満　幼児	所定点数×1.15	
6歳以上〜15歳未満	所定点数×1.1	

☞【放射線治療　通則2】

項　目	月1回に限り	患者1人につき1回	一連の治療過程に1回
放射性同位元素内用療法管理料	○		
体外照射用固定器具加算		○	
ガンマナイフによる放射線治療			○
直線加速器による定位放射線治療			○
電磁波温熱療法			○
密封小線源治療			○

注意❗ 全身照射は1回の造血幹細胞移植について一連として1回に限り算定する。

☞【放射線治療　各項目関連通知】

Check 4 ●血液照射について

血液照射の算定要件，留意点は以下のとおり。

- 算定要件……輸血後移植片対宿主病予防のために行った場合に算定する。
- 血液量の考え方……血液量が400mL以下の場合は所定点数を，400mLを超えた場合は400mL又はその端数を増すごとに所定点数を加えて計算する（実際に輸血を行った1日当たりの血液量）。
- 放射線を照射した血液製剤を使用した場合は算定できない。

☞【血液照射　関連通知】

13 入　院　料

Check 1 ●入院料の原則

◆入院期間の確認◆
- 保険医療機関は患者の入院に際し，過去3か月以内の入院の有無を確認する。
- 過去3か月以内に入院がある場合は，入院の理由を確認する。
- 同一傷病による入院である場合には通算入院期間等を確認し，今回の入院が選定療養に該当するかどうか確認する。

◆外泊期間中の入院料の算定◆
- 外泊期間中の入院料は，入院基本料の15%を算定する。
- 精神及び行動障害の患者について治療のために外泊させる場合は30%を算定する（ただし，30%を算定できるのは，連続して3日以内，かつ月に6日以内に限る）。

◆同一疾病（負傷）による再入院起算日◆

入院基本料は「入院基本料」＋「初期加算」で構成される。

入院基本料 ＝ 7対1入院基本料 ＋ 初期加算

- 「7対1入院基本料」とは…看護師の人数等の施設基準によって基本点数が異なる。
- 「初期加算」とは…入院初日から14日目までは，1日につき450点加算

　　　　　　　　入院15日目〜30日目までは，1日につき192点加算

　　　　　　　　入院31日目以降は加算なし

　　　　　　　　上記のように入院してから何日目であるかによって加算点数が変わる。

注意！ 再入院の場合，前回の入院からの継続入院で日数を起算するのかどうかが大切なポイントである。

次表の②③④に該当する場合は，前回の入院日からの起算ではなく，再入院の日から起算して算定できる。

該当する内容	起算日
①基本	当該保険医療機関に入院した最初の日（初回入院日）
②急性増悪	当該保険医療機関に再入院した日（再入院日）
③悪性腫瘍 　特定疾患治療研究事業等の疾病	当該保険医療機関の退院の日から起算して1月以上経過し再入院した日（再入院日）
④上記③以外の疾病	当該保険医療機関の退院の日から起算して3月以上経過し再入院した日（再入院日）

注意！ 別疾患は新たな入院起算日として算定できる（入院起算日とは入院した第1日目のこと）。

算定例）一般病棟入院基本料を算定する病棟に以下の入院をした場合

例1）4月1日に入院し，4月25日に退院。6月10日に再入院した場合

（前記①に該当）

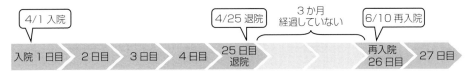

- 初期加算は入院起算日より30日目まで算定できるが，1回目の入院では25日で退院しているので，残り5日分の初期加算が残っている
- 今回の再入院は前記①に該当する場合は，入院が継続していると考えられるため26日目の入院からスタートする。6月10〜14日までは残りの初期加算が算定できる

例2）4月1日に入院し，4月25日に退院。7月30日に再入院した場合

（前記④に該当）

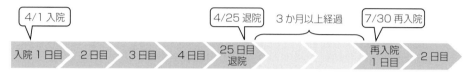

- 退院後，3か月以上（悪性腫瘍や特定疾患治療研究事業については1か月以上）経過の場合，新たな入院の起算日になる（この間いずれの保険医療機関にも入院することがないこと）
- 又，同一疾病であっても治癒又は治癒に近い状態で退院した場合は新たな起算日となる

◆入院中の病棟移動について◆

- 病棟を移動した場合の移動日の入院料は，移動先の病棟の入院料を算定する。

☞【入院料　通則　各関連通知】

Check 2	●入院基本料等加算の算定可能日，算定日数の限度

算定可能日 算定日数の限度	項　目
入院初日のみ算定できる	・地域医療支援病院入院診療加算　・精神科措置入院診療加算 ・臨床研修病院入院診療加算　・精神科応急入院施設管理加算 ・超急性期脳卒中加算　・がん診療連携拠点病院加算 ・妊産婦緊急搬送入院加算　・感染防止対策加算 ・患者サポート体制充実加算　・在宅患者緊急入院診療加算 ・救急搬送患者地域連携受入加算　・医療安全対策加算 ・精神科救急搬送患者地域連携受入加算 ・診療録管理体制加算　・後発医薬品使用体制加算 ・医師事務作業補助体制加算 ＊入院初日とは，入院料が通算される再入院の初日は含まない
再入院初日のみ算定できる（転院の日から60日以内）	・地域連携認知症支援加算
入院中1回に限り算定できる	・褥瘡ハイリスク患者ケア加算　｝入院起算日の変わらない入院期間が通算される再入院であっても，その都度入院中1回算定できる ・新生児特定集中治療室退院調整加算2　イ　退院支援計画作成加算　｝起算日が変わらず入院期間が通算されるものについては1入院として扱う ・総合評価加算 ・データ提出加算（退院日又は転棟日）

算定可能日 算定日数の限度	項　目
入院日から起算して7日を限度として算定できる	・救急医療管理加算 ＊いったん退院後に再入院した際の入院起算日が変わらない場合は，前回入院と併せて通算7日まで算定できる
入院日から起算して14日を限度として算定できる	・総合入院体制加算　　　　　　　　・急性期看護補助体制加算 ・看護職員夜間配置加算
入院日から起算して60日を限度として算定できる	・重度アルコール依存症入院医療管理加算 ・摂食障害入院医療管理加算
治療開始から10日を限度として算定できる	・精神科身体合併症管理加算
該当する治療室に入室した日から起算して90日を限度として算定できる	・無菌治療室管理加算
週1回算定できる	・精神科リエゾンチーム加算　　・栄養サポートチーム加算 ・呼吸ケアチーム加算 ・病棟薬剤業務実施加算（療養病棟入院基本料，精神病棟入院基本料，特定機能病院入院基本料（精神病棟に限る）については，8週を限度とする）
月7日に限り算定できる	・精神科隔離室管理加算
1入院に限り8日を限度として算定できる	・ハイリスク分娩管理加算 ＊起算日が変わらず入院期間が通算されるものについては一入院として扱う
1入院に限り20日を限度として算定できる	・ハイリスク妊娠管理加算 ＊起算日が変わらず入院期間が通算されるものについては一入院として扱う
退院時1回算定できる	・退院調整加算 ・新生児特定集中治療室退院調整加算1 ・新生児特定集中治療室退院調整加算2，3　ロ　退院加算 ・救急搬送患者地域連携紹介加算 ・精神科救急搬送患者地域連携紹介加算 ・地域連携認知症集中治療加算　　　・入院期間が通算される再入院の場合の退院時は算定できない ・死亡退院時は算定できない ・他医療機関に転院した場合，退院調整加算は算定できない。新生児特定集中治療室退院加算「1」及び「2」の「ロ」退院加算は算定できる

☞【入院基本料等加算　各項目　関連通知】

◆特定入院基本料，療養病棟入院基本料，有床診療所病床入院基本料に含まれる項目◆

- 検査
- 投薬
- 注射
- 病理診断
- 画像診断のうちエックス線診断料の単純撮影と写真診断
- 創傷処置（術後 14 日以内のものを除く）
- 喀痰吸引
- 摘便
- 酸素吸入
- 酸素テント
- 皮膚科軟膏処置
- 膀胱洗浄
- 留置カテーテル設置
- 導尿
- 腟洗浄
- 眼処置
- 耳処置
- 耳管処置
- 鼻処置
- 口腔，咽頭処置
- 間接喉頭鏡下喉頭処置
- ネブライザー
- 超音波ネブライザー
- 介達牽引
- 消炎鎮痛等処置
- 鼻腔栄養
- 長期療養患者褥瘡等処置

注意❗ フィルムの費用は算定できない。

◆上記のうち包括されない薬剤，注射薬◆

- 抗悪性腫瘍剤（悪性腫瘍の患者に投与した場合）
- 疼痛コントロールのための医療用麻薬
- エリスロポエチン，ダルベポエチン（透析患者の腎性貧血に対して投与した場合）
- インターフェロン製剤（B 型肝炎，C 型肝炎の効能効果を有するもの）
- 抗ウイルス剤（B 型肝炎，C 型肝炎，後天性免疫不全症候群，HIV 感染症の効能効果を有するもの）
- 血友病の治療に係る血液凝固因子製剤及び血液凝固因子抗体迂回活性複合体

☞【入院基本料　注　関連通知】

◆特定入院料（一部抜粋）に含まれるもの◆

含まれて算定できないもの・・・・・×
含まれず別に算定できるもの・・・○
一部別に算定できるもの・・・・・△

特定入院料 項　目	救命救急入院料	特定集中治療室管理料	ハイケアユニット入院医療管理料	脳卒中ケアユニット入院医療管理料	新生児特定治療室管理料	総合周産期特定治療室管理料
入院基本料	×	×	×	×	×	×
入院基本料等加算 （算定可能な項目を抜粋）						
臨床研修病院入院診療加算	○	○	○	○	○	○
超急性期脳卒中加算	○	○	○	○	○	○
妊産婦緊急搬送入院加算	○	○	○	○	×	○
医師事務作業補助体制加算	○	○	○	○	○	○
地域加算	○	○	○	○	○	○
離島加算	○	○	○	○	○	○
精神科リエゾンチーム加算	×	○	○	○	×	×
がん診療連携拠点病院加算	×	○	○	×	×	×
医療安全対策加算	○	○	○	○	○	○
感染防止対策加算	○	○	○	○	○	○
患者サポート体制充実加算	○	○	○	○	○	○
褥瘡ハイリスク患者ケア加算	○	○	○	○	○	○
新生児特定集中治療室退院調整加算	○	○	○	○	○	○
救急搬送患者地域連携紹介加算	○	○	○	○	○	○
救急搬送患者地域連携受入加算	×	○	○	○	×	×
データ提出加算	○	○	○	○	○	○
検査（検体検査判断料は別に算定可）	△	△	△	△	△	△
点滴注射，中心静脈注射（薬剤料，中心静脈カテーテル挿入は別に算定可）	△	△	△	△	△	△
酸素吸入（酸素及び窒素は算定可）	△	△	△	△	△	△
留置カテーテル設置	×	×	×	×	○	×[*1]
インキュベーター（酸素及び窒素算定可）	○	○	○	○	△	△[*2]
病理標本作製料（病理診断料，判断料は別に算定可）	△	△	△	△	△	△

[*1]　総合周産期特定集中治療室管理料 「1. 母体・胎児集中治療室管理料」に限る
[*2]　総合周産期特定集中治療室管理料 「2. 新生児集中治療室管理料」に限る

◆短期滞在手術等基本料の算定要件◆

- 「1」及び「2」については施設基準の届出が必要。
- 手術室を使用していること（「3」の検査を除く。内視鏡手術の場合は内視鏡室でも可能）。
- 「1」及び「2」については退院後概ね3日間，患者が1時間以内で来院可能な距離にいること。
- 退院翌日に患者の状態を確認する等，十分なフォローアップを行うこと。
- 同一の疾病につき，退院の日から7日以内に再入院した場合は出来高で算定する。

◆短期滞在手術等基本料3を算定する検査・手術と留意事項◆

- 終夜睡眠ポリグラフィー　1 携帯用装置を使用
- 終夜睡眠ポリグラフィー　2 多点感圧センサーを有する睡眠評価装置を使用
- 終夜睡眠ポリグラフィー　3 1及び2以外
- 小児食物アレルギー負荷検査　　　　　● 前立腺針生検法
- 腋臭症手術　2 皮膚有毛部切除術　　　● 関節鏡下手根管開放手術
- 胸腔鏡下交感神経節切除術（両側）
- 水晶体再建術　1 眼内レンズを挿入　ロ その他
- 水晶体再建術　2 眼内レンズを挿入しない
- 乳腺腫瘍摘出術　1 長径5cm 未満　　● 下肢静脈瘤手術　1 抜去切除術
- 下肢静脈瘤手術　2 硬化療法（一連として）
- 下肢静脈瘤手術　3 高位結紮術　　　　● ヘルニア手術　5 鼠径ヘルニア
- 腹腔鏡下鼠径ヘルニア手術（両側）
- 内視鏡的結腸ポリープ・粘膜切除術　1 長径2cm 未満
- 内視鏡的結腸ポリープ・粘膜切除術　2 長径2cm 以上
- 痔核手術（脱肛を含む）　2 硬化療法（四段階注射法によるもの）
- 子宮頸部（腟部）切除術　　　　　　　● 子宮鏡下子宮筋腫摘出術

- 保険医療機関（有床診療所を除く）に入院した日から5日以内に，上記の手術又は検査を行う場合には，すべての患者について短期滞在手術等基本料「3」を算定する（特に規定する場合を除く）。
- 退院時の投薬に係る費用を除き，すべての項目について別に算定できない。

◆検体検査判断料の算定◆

- 血液学的検査判断料
- 生化学的検査（I）判断料
- 免疫学的検査判断料

短期滞在手術基本料を算定している月においては，算定できない。ただし，短期滞在手術基本料3については，入院の前日までに施行された検査の左記の判断料は算定できる。

◆食事療養費の算定◆

・短期滞在手術基本料「2」の場合食事療養費は別途算定できるが，「1」で食事の提供があった場合は保険外の実費となる。

☞【短期滞在手術基本料　関連通知】

Check 5　●入院時食事療養費に係る算定要件

◆入院時食事療養費（Ⅰ），入院時生活療養（Ⅰ）に係る要件◆

・医師，管理栄養士又は栄養士による検食が毎食行われ，その所見が検査食簿に記入されていること。

・実際に病棟で患者に夕食が配膳される時間は，やむを得ない場合を除き原則として午後6時以降とする。

◆特別食に係る要件◆

・胃潰瘍食については流動食を除く。治療乳とは乳児栄養障害症に対する酸乳，バター穀粉乳のように直接調製する治療乳をいい，治療乳既製品（プレミルク等）を用いる場合は含まない。

・心臓疾患，妊娠高血圧症候群等に対する減塩食療法は腎臓食に準じて取り扱うが，高血圧症に対しては認められない。

・腎臓食に準ずる心臓疾患等の減塩食とは，食塩相当量が1日の総量6g未満のものをいう。

・肥満度が+70％以上又はBMIが35以上の高度肥満症に対する食事療法は脂質異常症食に準じて取り扱う。

・大腸X線検査・大腸内視鏡検査のために特に残渣の少ない調理済み食品を使用した場合は特別な場合の検査食に該当するが，外来患者に提供した場合は保険給付の対象外である。

・貧血食の対象となる患者は血中ヘモグロビン濃度が10g/dL以下の，鉄分の欠乏に由来する患者である。

・経管栄養であっても特別食として提供される場合は対象となる。

14 その他

Check 1 ●明細書の記載要領に則って記載が必要な項目（医学管理等を抜粋）

記載が必要な項目	記載要領・項目
算定日	• 入院栄養食事指導料 • 集団栄養食事指導料（入院患者の場合のみ） • 慢性疼痛疾患管理料（最初に算定した月のみ） • 開放型病院共同指導料（Ⅱ） • 介護支援連携指導料 • 診療情報提供料
薬剤名及び初回算定年月	• 特定薬剤治療管理料を算定する場合は，血中濃度を測定している薬剤名及び初回算定年月
移植術施行月日	• 心臓ペースメーカー指導管理料の導入期加算を算定した場合はペースメーカー移植術を行った月日
直近の算定年月	• 心臓ペースメーカー指導管理料「イ」 遠隔モニタリングによる場合及び「ロ」着用型自動除細動器による場合を算定した場合
初回算定月日	• ニコチン依存症管理料
第1回目のカウンセリング年月日	• 小児特定疾患カウンセリング料
手術日又は手術予定日	• リンパ浮腫指導管理料を入院で算定する場合
退院日	• リンパ浮腫指導管理料を退院後に外来にて再度算定する場合
交付年月日	• 傷病手当金意見書交付料，療養費同意書交付料
過去の算定年月日	• がん患者指導管理料2，3

☞【診療報酬請求書・明細書の記載要領】

Check 2 ●診療報酬請求書・明細書の記載要領

記載が必要な項目	記載要領・内容
一般的事項	• 同一月に同一患者が入院と外来とが継続してある場合は，入院と入院外それぞれ別個の明細書に記載する。初診から直ちに入院した場合は入院分のみの明細書に記載する • 月の途中で保険者番号の変更があった場合は保険者番号ごとにそれぞれ別の明細書を作成し，変更後の明細書の摘要欄にその旨を記載する。月の途中で後期高齢者医療に変更になった場合も同様である

記載が必要な項目	記載要領・内容
「被保険者証・被保険者手帳等の記号・番号」欄	• 月の途中に記号・番号を変更した場合，又は任意継続に変更した場合（給付割合に変更がない場合に限る）は，変更後の記号・番号を記載する
「傷病名」欄	• 主傷病，副傷病の順に記載する。主傷病は原則として1つだが，複数ある場合は主傷病と副傷病が区別できるように記載する • 心身医学療法を算定する場合は，例えば「胃潰瘍（心身症）」のように，心身症による身体傷病の次に（心身症）と記載する
「診療開始日」欄	• 月の途中で保険種別等の変更があった場合は，変更があった日を診療開始日として記載し，その旨を摘要欄に記載する
「診療実日数」欄	• 電話再診の場合も実日数は1日として数え，その回数を摘要欄に再掲する • 同一日に初診及び再診（電話再診を含む）が2回以上行われた場合の実日数は1日として数え，その回数を摘要欄に再掲する • 外来栄養食事指導料，集団栄養食事指導料，在宅療養指導料，傷病手当金意見書交付料などを算定した同一日に医師の診療が行われない場合は，実日数として数えない

☞【診療報酬請求書・明細書の記載要領】

Check 3　●診療報酬明細書　「特記事項」欄記載（一部抜粋）

コード	略号	内容
0 2	長	①高額長期疾病に係る特定疾病療養受療証を提出した患者の負担額が，1万円を超えた場合 ②後期高齢者医療特定疾病療養受療証を提示した患者の負担額が，1万円を超えた場合
0 3	長処	慢性腎不全に係る自己連続携行式腹膜灌流（CAPD）を行っている患者に対して，同一月内の投薬を院外処方せんのみにより行い，保険医療機関では当該患者の負担額を受領しない場合
1 0	第三	患者の疾病又は負傷が，第三者の不法行為（交通事故等）によって生じたと認められる場合
1 6	長2	高額長期疾病に係る特定疾病療養受療証を提出した患者の負担額が，2万円を超えた場合
1 9	低所	①高齢受給者（後期高齢者医療の被保険者を含む）以外で「低所得者の世帯」の限度額適用認定証又は限度額適用・標準負担額減額認定証が提示された場合 ②「低所得者の世帯」の適用区分の記載のある特定疾患医療受給者証又は小児慢性特定疾患医療受診券が提示された場合（特記事項「24」に該当する場合を除く。）
2 4	多低	「低所得者の世帯」の適用区分の記載のある特定疾患医療受給者証又は小児慢性特定疾患医療受診券が提示された場合であって，特定疾患給付対象療養高額療養費多数回該当の場合

索 引

● さ

● し

● せ

〔執筆者〕

長面川さより
株式会社医療情報科学研究所　代表取締役
東京大学医学部附属病院　保険診療指導顧問
東北薬科大学病院　保険診療指導顧問
埼玉女子短期大学　准教授

丹野清美
立教大学社会情報教育研究センター統計教育部会　学術調査員
戸板女子短期大学国際コミュニケーション学科　非常勤講師

齋藤麻衣子
株式会社医療情報科学研究所　アドバイザー

医事コンピュータ技能検定テキスト

医 療 事 務〔第2版〕

2012年（平成24年）5月10日　初版発行
2014年（平成26年）9月15日　第2版発行

編　者　医療秘書教育全国協議会
著　者　長面川　さより
　　　　丹　野　清　美
　　　　齋　藤　麻衣子
発行者　筑　紫　恒　男
発行所　株式会社　建帛社
　　　　　　　　KENPAKUSHA

〒112-0011　東京都文京区千石4丁目2番15号
TEL　（03）3944-2611
FAX　（03）3946-4377
http://www.kenpakusha.co.jp/

ISBN 978-4-7679-3693-2　C3047　　エイド出版／亜細亜印刷／田部井手帳
©医療秘書教育全国協議会，2012，2014.　　　　　Printed in Japan

本書の複製権・翻訳権・上映権・公衆送信権等は株式会社建帛社が保有します。
JCOPY 〈(社)出版者著作権管理機構　委託出版物〉
本書の無断複写は著作権法上での例外を除き禁じられています。複写される
場合は，そのつど事前に，(社)出版者著作権管理機構（TEL 03-3513-6969，
FAX 03-3513-6979，e-mail : info@jcopy.or.jp）の許諾を得て下さい。